VOLKER MEHL | INGA HECKMANN

Der Ayurveda-Lebenskompass

Volker Mehl Inga Heckmann

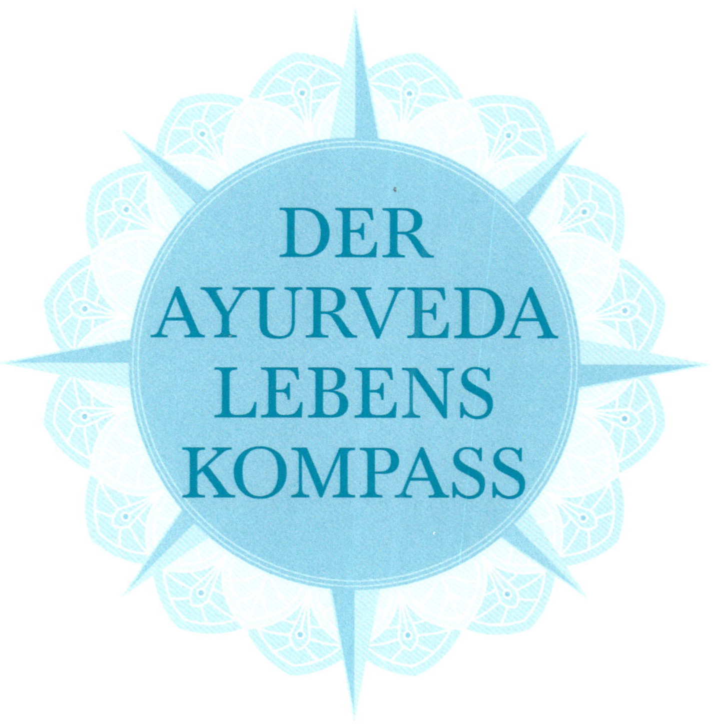

DER AYURVEDA LEBENS KOMPASS

In zehn heilsamen Schritten das eigene Potenzial entfalten

IRISIANA

Die Informationen in diesem Buch sind von Autorin, Autor und Verlag sorgfältig erwogen und geprüft, dennoch kann eine Garantie nicht übernommen werden. Eine Haftung der Autorin und des Autors bzw. des Verlags und seiner Beauftragten für Personen-, Sach- und Vermögensschäden ist ausgeschlossen.

Sollte diese Publikation Links auf Webseiten Dritter enthalten, so übernehmen wir für deren Inhalte keine Haftung, da wir uns diese nicht zu eigen machen, sondern lediglich auf deren Stand zum Zeitpunkt der Erstveröffentlichung verweisen.

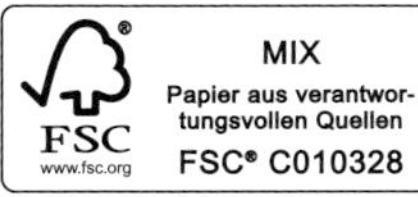

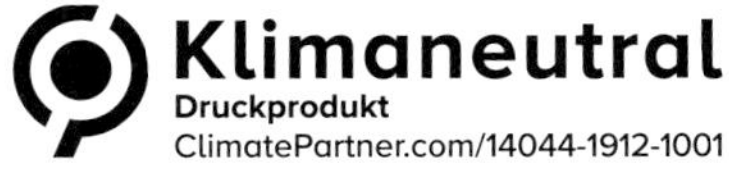

Penguin Random House Verlagsgruppe FSC® N001967

Illustrationen: atelier-sanna.com, München

1. Auflage

einem Unternehmen der Penguin Random House Verlagsgruppe GmbH,
Neumarkter Straße 28, 81673 München
Satz: KCFG – Medienagentur, Neuss
Projektleitung: Sven Beier
Bildredaktion: Sabine Kestler
Umschlaggestaltung: Geviert, Grafik & Typografie
Umschlagmotiv: Ornamente: shutterstock_249367033 (Kozyrina Olga);
Kompass: shutterstock_1705748896 (N 454 R); Leinen: shutterstock_2044105706
(Vugar Ahmadov)
Druck und Bindung: Alföldi, Debrecen
Printed in Hungary

ISBN: 978-3-424-15439-9

INHALT

VORWORT

We are the wind that carries the seeds
We are the roots of the banyan tree
We are love offered on the wing
That stretches across eternity
We are a chord in life's symphony
We are the silent awakening

TINA MALIA: SILENT AWAKENING

Über die Poesie verstehen wir manchmal Dinge, die kaum zu erklären oder nicht vollkommen mit dem Verstand zu erfassen sind. Der Songtext von Tina Malia und die wunderschönen Bilder, die sie verwendet, erinnern auf poetische Weise an unsere Textur, unsere innerste Struktur. Die Musikerin sagt in etwa: Wir sind Teil der Natur, bestehen nicht nur aus Sternenstaub, sondern aus den Elementen, die uns umgeben, dem Wind, den Wurzeln, aus der Liebe. Wir schwingen wie Musik in diesem unendlichen Universum und können uns in die Ewigkeit ausdehnen.

Wir alle unternehmen eigene Versuche, um die Magie des Lebens zu begreifen. Uns, Volker und Inga, haben Yoga und Ayurveda den Zugang zu dieser Magie, dieser Kraft verschafft, jedem von uns auf unsere persönliche Weise. Diese beiden Geschenke des indischen Subkontinents an die Welt haben einen tiefen inneren Zusammenhang: Yoga lässt uns nach innen blicken, unseren Geist und unsere Wahrnehmung kennenlernen, den Ausgleich im Inneren finden, egal, wie die Welt um uns aussehen mag. Der Ayurveda liefert weitere Informationen über unsere innerste Natur, unsere Vorlieben, Wünsche und Visionen, unsere Gesundheit im psychischen wie physischen Sinne. Er geht wie Tina Malia davon aus, dass wir aus den gleichen Elementen und Prinzipien wie die Natur um uns zusammengesetzt sind.

WIE GEHT GELUNGENES LEBEN?

Das deutet schon an, worum es Volker und mir in diesem Kompass geht: Um nicht mehr und nicht weniger als ein gelungenes Leben in dieser manchmal doch recht schönen Welt. Wobei wir mit »gelungen« ausdrücklich nicht »optimiert« meinen. Ganz im Sinne des Ayurveda beschäftigen wir uns mit dem Leben, das dir und deinem Inneren, deinem Selbst, deiner Natur entspricht und das in seiner Einzigartigkeit vollkommen ist. Vom Zeitalter der Selbstoptimierung möchten wir uns endgültig verabschieden, zum Optimieren sind Maschinen und Prozesse da, nicht unser vielschichtiges menschliches Leben.

Bevor wir tiefer einsteigen, wollen wir ein paar Dinge zurechtrücken und erklären: Der Ayurveda ist mehr als nur die Gesundheitslehre, deren auf Ernährung konzentrierte Seite wir hier im Westen zumindest einigermaßen verstanden haben. Dieses komplexe System ist fast eine eigene Philosophie, die sich wiederum an der alten indischen Yoga-Philosophie orientiert.

Die Idee des Ayurveda, dass der Mensch aus Körper, Geist und Seele besteht und die Interaktionen zwischen diesen Bereichen unsere Gesundheit, Psyche und geistigen Fähigkeiten, also unser ganzes Leben beeinflussen, ist alt – und zugleich hochmodern. Ein Indiz ist die sogenannte Mind Body Medizin (MBM), ein Bereich der Humanmedizin, der sich in den letzten Jahren stetig weiterentwickelt hat, und selbst bei beinharten Rationalisten immer mehr an Boden gewinnt. Denn es ist pure Wissenschaft, was die MBM und auch der Ayurveda postulieren: Wir bestehen zwar aus Zellen, Muskeln, Fleisch und Organen, aber auch aus Gedanken, Emotionen, persönlichen und spirituellen Erfahrungen. Aus vielem, was sich weder zählen noch anfassen lässt, und dennoch enormen Einfluss auf unser Befinden hat. David Frawley, einer der Pioniere des Ayurveda im Westen, bringt es in *Ayurveda and the Mind* wunderschön auf den Punkt: »Der Ayurveda betrachtet die menschliche Seele als reines Bewusstsein, das mit einem Körper-

Geist-Komplex verbunden, aber nicht dadurch begrenzt ist. Ein Komplex, der Instrument der Manifestation ist.«

Yoga und Ayurveda – das Traumpaar

Wie eng Yoga und Ayurveda miteinander verbunden sind, dürfte noch nicht zum Allgemeinwissen zählen, deswegen im Folgenden ein kurzer Abriss über die Zusammenhänge. Grundsätzlich kann man festhalten: Yoga ist der spirituelle Aspekt, Ayurveda der therapeutische Aspekt der yogischen Wissenschaften. Dabei ist wichtig zu wissen, dass Yoga mehr ist als nur *Asanas* (Körperübungen). Yoga ist vielmehr die Lehre von der Realisierung des Bewusstseins, jenseits von Zeit und Raum. Mit Asanas, aber insbesondere durch *Pranayama* (Atemkontrolle) und Meditation wollen Praktizierende dieser Essenz des Seins näherkommen. Yoga wiederum ist als therapeutische Lehre auch Teil des Ayurveda, seine Asanas dienen dem physischen Wohl, seine oben genannten spirituellen Aspekte, wie Atmung und Meditation, dem psychischen und geistigen Wohl im Rahmen einer Ayurveda-Therapie.

Eine Reise mit Kompass

Es geht also um das Leben, das gelungene Leben – und das ist eine spannende Reise. Auf Reisen empfiehlt es sich, dass ich zumindest ganz grob die Richtung kenne, in die ich mich bewegen will. Insbesondere wäre es auch gut zu wissen, welche Richtung bei meiner Lebensreise die förderlichste für mich wäre – nämlich eine solche, die meine Persönlichkeit, meine innerste Natur, meine Vorlieben und Abneigungen, meine Wünsche und Ängste berücksichtigt. Bei der Richtungssuche hilft natürlich: ein Kompass!

Dazu ein Bild von Volker: Stell dir vor, du bist mit Freunden auf einer Bergwanderung unterwegs, die Sonne scheint, der Himmel ist strahlend blau, das Bergpanorama ist fantastisch, die Wälder rauschen und alle freuen sich auf den Tag. Die Truppe läuft los, man plaudert entspannt, lacht und genießt die frische Luft. Vor lauter Quatschen achtet allerdings niemand mehr so richtig auf den Weg, keiner bemerkt, dass man immer tiefer in den Wald gelaufen ist und offenbar ein paar Abzweigungen übersehen hat. Plötzlich herrscht Schweigen, weil klar wird, dass sich die Truppe gnadenlos verlaufen hat.

Jetzt beginnt die große Diskussion darüber, wer schuld sei und vor allem, wie man wieder aus dem Wald herausfindet. Jeder hat seine schlüssige Meinung und Überzeugung, den richtigen Weg zu kennen. Dummerweise zeigt auch jeder in eine andere Richtung und auf einen gemeinsamen Weg kann man sich nicht einigen. Wie schön wäre es doch jetzt, eine verlässliche Orientierung zu haben, der sich alle anschließen können, in der Gewissheit so einen Weg aus dem Wald heraus zu finden. Hier wäre ein Kompass perfekt. Ein verlässliches, undogmatisches, ideologiefreies und neutrales Hilfsmittel, beruhend auf Naturgesetzen, die allgemein gültig sind und auf der ganzen Welt gelten. Natürlich kann die Truppe auch weiterhin planlos durch den Wald stapfen, die Frage ist allerdings, zu welchem Zeitpunkt und in welchem Zustand sie wieder aus dem Wald herausfindet.

Der Rhythmus deines Lebens

Dieser kleine Ausflug soll dir einen Eindruck vermitteln, was die Absicht unseres Ayurveda-Kompasses ist: Er soll dir als verlässliche Orientierungshilfe im Dschungel des Lebens dienen, als eine wirkmächtige Unterstützung, die auf den Urkräften und Urprinzipien der Natur beruht. Sicherheit, Verlässlichkeit und Orientierung sind wichtiger denn je und viele Menschen sehnen sich offenbar nach einem Wegweiser für ihr Leben. Denn wir leben in einer Zeit, in der einerseits Geschwindigkeit und Fortschritt unser Lebenstempo bestimmen. Andererseits gewinnen Entschleunigung und die Besinnung auf die Natur und unser innerstes Wesen immer mehr an Bedeutung. Was ja durchaus einen inneren Zusammenhang hat: Je hektischer die Welt da draußen wird, desto mehr haben wir Menschen das tiefe Bedürfnis nach Ruhe, Stille und der Möglichkeit, dem Leben einen uns entsprechenden Rhythmus zu verleihen. Und so entdecken wir die alte Weisheit im Ayurveda und Yoga neu und versuchen, sie in die Moderne zu übersetzen. Dass dies relativ einfach gelingen kann, wollen wir in diesem Kompass zeigen.

Wir haben uns zusammengetan, weil wir versuchen, uns auf zwei verschiedenen, aber dennoch verwandten Wegen dem Ziel des gelungenen Lebens zu nähern: Volker aus der Ayurveda-Richtung und Inga vom Yoga kommend. Zusammengenommen ist dies eine perfekte Mischung – und jede/r von uns beiden bringt einen etwas anderen Schwerpunkt mit. Wir haben die zehn zentralen Aspekte des Ayurveda in die Moderne transportiert, das heißt, ihre fundamentale Bedeutung übernommen, sie aber mit zeitgemäßen Inhalten gefüllt. Spiritualität wird beispielsweise im heutigen Kontext häufig als von Religion losgelöst verstanden (auch in diesem Ratgeber), ganz anders als im hinduistisch geprägten Indien vor zwei Jahrtausenden.

Entsprechend unserer Expertise haben wir uns die zehn Punkte aufgeteilt: Inga hat sich der Themen Atmung, spirituelle Praxis, Bewegung, Tätigkeiten und Lebensstil angenommen, Volker beschäftigt sich mit den Themen Ernährung, Schlaf, Beziehungen, Gedanken und Entspannung. Natürlicherweise gibt es viele Überschneidungen, ein Thema führt zum anderen und ist eng mit den anderen verbunden. Das macht die Arbeit an diesem Kompass spannend und zum Teil überraschend: Alles ist mit allem verbunden, wir alle sind Teil der Natur und Mit-Komponisten einer großartigen Symphonie.

Wir wünschen dir viel Spaß auf dieser intensiven Reise mit deinem eigenen, inneren und bald kalibrierten Kompass!

Volker und Inga

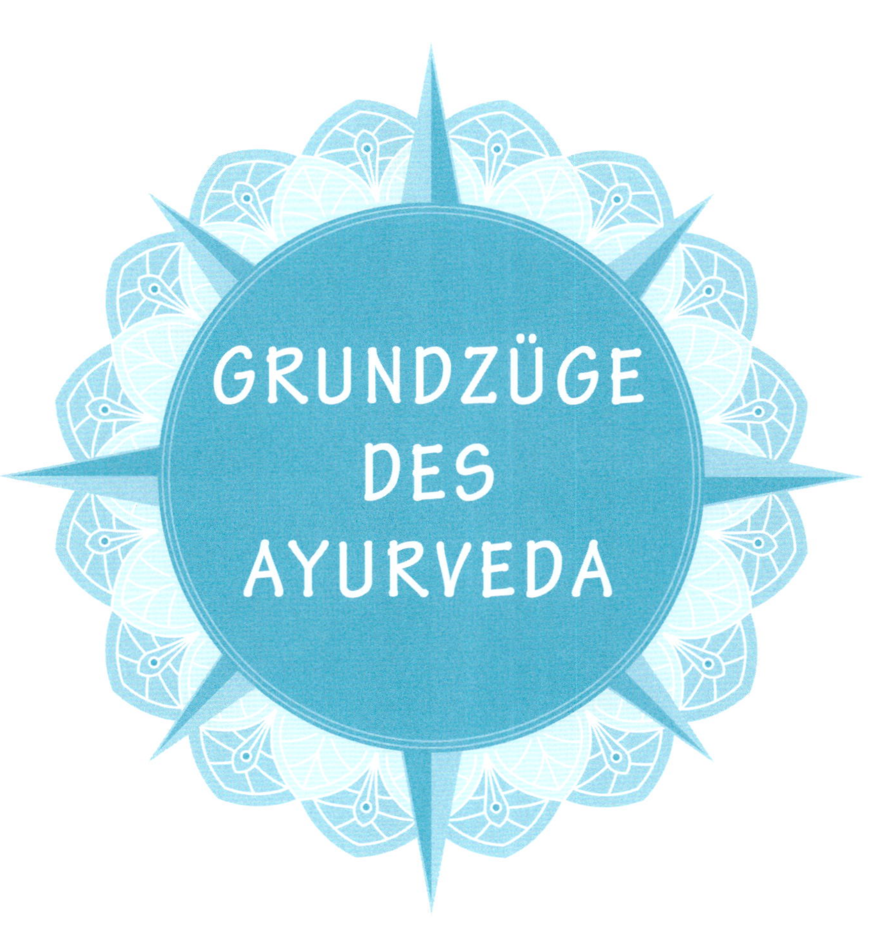
GRUNDZÜGE
DES
AYURVEDA

EINE ZEITLOSE GESUNDHEITSLEHRE

Der Ayurveda mag zwar 5.000 Jahre alt sein, seine Weisheit und Systematik sind jedoch zeitlos und problemlos in die Moderne übertragbar. Dies ist auch angesichts all der Publikationen zum Thema ersichtlich, die in den letzten Jahren erschienen sind: ayurvedische Kochbücher, Ratgeber über Ayurveda für die Wechseljahre, für den Stoffwechsel, zum Abnehmen etc. Es gibt eine Unzahl an spannenden Büchern. Genauso oft wurde der Ayurveda auch in diesen Büchern erklärt und Selbsttests, um sein *Dosha* (siehe folgendes Kapitel) zu bestimmen, gibt es zuhauf im Internet (siehe Seite 220). Eine Auswahl an wertvollen Quellen zum Weiterlesen haben wir dir im Anhang zusammengestellt. Um aber die wichtigsten Grundprinzipien dieses ausgeklügelten Systems zu verstehen, die für unsere zehn Aspekte relevant sind, wird Volker im Folgenden ein wenig ausholen. Sowohl die Fachbegriffe aus dem Sanskrit als auch die wissenschaftlichen Termini, die in diesem Ratgeber vorkommen, findest du übrigens im Anhang in einem Glossar noch einmal kurz erklärt.

AYURVEDA – DIE WISSENSCHAFT VOM LEBEN

Ayurveda bedeutet wörtlich übersetzt »die Wissenschaft vom Leben«. *Ayur* bedeutet auf Sanskrit »Leben« und *veda* »Wissen«. Diese ist als Teil der »vedischen Wissenschaft« entstanden. Die vedischen Schriften bestehen aus Grundlagenwerken, ähnlich der christlichen Bibel, gehen aber in ihrem Umfang weit über diese hinaus. Die vedischen Wissenschaften bestehen aus:

Ayurveda – Die Gesundheitslehre widmet sich dem gesunden Leben und dessen Verlängerung, der Prävention sowie der Therapie von Erkrankungen.

Vastu – die indische Mutter des chinesischen Feng Shui. Das Wort *vastu* mit kurzem a bedeutet »der Ort, an dem am Morgen das erste Sonnenlicht hinscheint«. *Vaastu* mit langem a bedeutet »umschlossener Raum«. Dieser Wissenszweig befasst sich also mit der Ausrichtung von Wohngebäuden nach den Himmelsrichtungen. Zudem wird der individuelle Wohnungsgrundriss bis hin zum optimalen Schlafplatz berechnet.

Jyotisha – die vedische Astrologie: Sie befasst sich mit der Berechnung von Horoskopen. In Indien ist *Jyotisha* bis heute von großer Bedeutung, um günstige Zeitpunkte für Eheschließungen oder Geschäftseröffnungen durch Astrologen zu ermitteln.

Yoga dient der spirituellen Weiterentwicklung des Menschen. Mit klaren Anweisungen wird der Schüler angeleitet, dem achtfachen Pfad des Yoga zu folgen und damit die spirituelle Entwicklung seiner Persönlichkeit zu fördern.

Im Altertum gelangte Ayurveda durch die Verbreitung der vedischen Kultur im Osten bis nach Indonesien und im Westen bis nach Griechenland. So wurde Ayurveda zur Grundlage für traditionelle Heilsysteme im antiken Griechenland, in Tibet, Sri Lanka sowie anderen buddhistischen Ländern und er beeinflusste die chinesische Medizin. Der größte Teil des uns heute bekannten ayurvedischen Wissens stammt von *Charaka*, einem berühmten ayurvedischen Arzt, der im ersten Jahrhundert nach Christus wirkte. Seine genauen Lebensdaten liegen im Dunklen. Nach seinem Tod haben Charakas Schüler sein Wissen gesammelt und niedergeschrieben. So sind drei Bücher entstanden, die *Charaka Samhita* (Schriftensammlung des Charaka) genannt werden. Sie sind in Sanskrit abgefasst, der Gelehrtensprache des alten Indien. Aus dem ersten Buch stammt dieses Zitat: »Ayurveda ist das

Wissen darüber, was angemessen und unangemessen ist, welche Lebensbedingungen glücklich oder traurig sind, was sich günstig oder ungünstig im Hinblick auf ein langes Leben auswirkt, und es ist auch das Maß des Lebens selbst.« (Charaka Samhita I, 41)

Ayurveda unterscheidet demnach zwischen den Dingen, die dem Leben förderlich sind, und den Dingen, die dem Leben schaden. Dies bezieht sich nicht nur auf die Ernährung des Menschen, wie es oft dem Ayurveda zugeschrieben wird, sondern auf die gesamte Lebensweise des Menschen, die wir in den zehn Aspekten abbilden werden. Dabei betrachtet der Ayurveda den Menschen grundsätzlich aus einer ganzheitlichen Sicht als eine Einheit von Körper, Seele und Geist. Ein paar der wichtigsten Aspekte dieser Gesundheitslehre beleuchten wir auf den nächsten Seiten etwas näher.

DIE DOSHAS: DEINE KONSTITUTION UND ENERGIE

Im Ayurveda geht man von drei grundlegenden Energien aus, die unseren Körper bestimmen: die *Doshas*. Diese werden auch oft als Bioenergien oder Konstitutionstypen bezeichnet. Geraten die Doshas dauerhaft aus dem Gleichgewicht, entsteht ein Ungleichgewicht im Körper, was zu Krankheiten führt. Die drei Doshas heißen *vata*, *pitta* und *kapha*. Sie werden jeweils den fünf Elementen Luft, Äther (oder auch Raum), Feuer, Wasser und Erde zugeordnet. Laut Ayurveda bestehen wir als Teil der Natur und des Universums in unterschiedlicher Ausprägung auch aus den gleichen Elementen:

Vata wird mit den Elementen Luft und Äther verbunden. Übersetzt bedeutet *vata* »das, was die Dinge bewegt«. Damit sind alle Bewegungen des menschlichen Organismus, wie Atmung, Herzschlag oder Darmtätigkeit, gemeint, aber auch die geistigen Bewegungen, also Gedanken und Emotionen. Kurzum, ohne Vata-Anteil ist menschliches Leben nicht möglich.

Pitta wird den Elementen Feuer und Wasser zugeordnet und bedeutet »das, was die Dinge verdaut«. Dies bezieht sich sowohl auf die Stoffwechselvorgänge im Organismus als auch auf die mentale Verdauung – die geistige Verarbeitung aller aufgenommenen Informationen.
Den Elementen Erde und Wasser ist **Kapha** zugeordnet. Dieses Wort aus dem Sanskrit bedeutet »das, was die Dinge zusammenhält«. Kapha sorgt für Substanz, das heißt, es bildet den größten Teil unseres Körpergewebes und sorgt für die Elastizität des Organismus zwischen den Gelenken und Organen.
Im Ayurveda werden den Doshas darüber hinaus bestimmten Körperregionen zugeordnet:

Vata befindet sich im Dickdarm, in der Taille, den Hüften, den Ohren, den Knochen und in den Tastkörperchen der Haut. Vata-Störungen haben meist ernsthaftere Folgen als die der beiden anderen Doshas. Zudem ist Vata in unserer leistungsorientierten Zeit, in der Hektik, Stress und immerwährende Verfügbarkeit unseren Lebensstil bestimmen, bei fast allen Menschen erhöht.
Pitta wird mit dem Dünndarm, den Augen und der Verdauungskraft assoziiert.
Kapha befindet sich aufgrund seiner Aufgabe der Schmierung der Gelenke und der Erhaltung der Gleitfähigkeit der inneren Organe im ganzen Körper, sein Hauptsitz ist der Brustkorb.

Um es noch einmal ganz deutlich zu machen: Die Doshas beziehen sich ausdrücklich auf die konstitutionelle Seite des Organismus. Die psychische und emotionale Ausprägung liefern die *gunas*, die wir später noch kennenlernen. Nachfolgend findest du einen tabellarischen Überblick über die Eigenschaften der einzelnen Doshas:

Die Eigenschaften der Doshas

Vata	
Eigenschaften	*Von Vata dominierte Menschen …*
trocken	haben oft eine trockene Haut, trockene Lippen und Schleimhäute, neigen zu Verstopfung (Trockenheit im Dickdarm), Schwäche und Störungen des Nervensystems.
kalt	frieren leicht, haben oft eiskalte Hände und Füße und fühlen sich im Winter nicht wohl.
leicht	haben ein gutes Kurzzeitgedächtnis. Allerdings vergessen sie diese Dinge auch genauso schnell wieder.
feinstofflich	zeigen das ätherische Element in ihrem Interesse für Esoterik.
beweglich/ antreibend	bewegen sich sehr gerne. Sie sind oft ruhe- und rastlos, können nur schwer stillhalten. Auch ihre Sprache ist schnell, oft hektisch.
rau	zeigen die raue Eigenschaft an der Haut, den Nägeln, den Lippen und den Fußsohlen.
klar	haben oft klare Visionen. Aber auch Körperabsonderungen sind hier gemeint, wie der klare Schleim aus der Nase bei Schnupfen.

Pitta	
Eigenschaften	*Von Pitta dominierte Menschen …*
leicht ölig	haben leicht ölige Haut und müssen sich kaum eincremen. Auch die Haare und Schleimhäute haben diese Eigenschaft.
heiß/erhitzend	frieren selten. Sie vertragen direkte Sonneneinstrahlung nicht gut. Dafür brauchen sie im Winter keine besonders warme Kleidung.

durchdringend/scharf	verfügen meist über einen scharfen Verstand. Doch auch der Körpergeruch kann scharf und durchdringend sein.
flüssig	schwitzen leicht. Der Schweiß ist flüssig und nicht klebrig.
sauer	mögen saure Speisen, und bevorzugen scharf und salzig. Der Körpergeruch kann säuerlich sein.
beweglich	bewegen sich gern. Sie sind meist keine guten Verlierer im Sport. Bei Bewegungsmangel gerät das Pitta-Dosha leicht ins Ungleichgewicht.
leicht	haben eine schnelle Auffassungsgabe und können sich leicht entscheiden.

Kapha	
Eigenschaften	*Von Kapha dominierte Menschen …*
schwer	können sich nur schwer entscheiden.
kühlend/kalt	sind nicht so kälteempfindlich wie Vata-dominierte Menschen. Ihre Hautoberfläche ist oft kühl, obwohl sie nicht frieren.
weich/glatt	haben weiche und glatte Haut, oft »Pfirsichhaut«.
langsam/träge	genießen es, alles etwas langsamer angehen zu lassen. Sie verabscheuen Hektik. Das träge Prinzip führt allerdings dazu, dass sie sich oft nicht aufraffen können, besonders zu sportlichen Aktivitäten.
stabil/statisch/unbeweglich	sind in ihrer Meinung sehr stabil, gewissenhaft, oft unbeweglich bis unflexibel. Für Neuerungen sind sie nicht unbedingt zu haben. Sie sind dafür absolut zuverlässig.
schleimig	neigen zu Erkrankungen mit Verschleimungen. Das schleimige Prinzip findet sich auch in Form der Gelenkschmierung bei den Gelenken, um reibungslose Bewegung zu ermöglichen.
fettig	haben eher fettige Haut und oft dichtes Haupthaar.

DIE TAGESZEITEN UND DIE DOSHAS

Der Tag und die Nacht werden in jeweils drei Teile zu je vier Stunden gegliedert, denen wiederum die jeweiligen Doshas zugeordnet sind (siehe auch Grafik in der hinteren Umschlagklappe). Hierbei geht es um energetische Abläufe, die nicht direkt mit Erkrankungen zu tun haben. Allerdings wird es einem erkrankten Menschen, dessen Beschwerden einem erhöhten Vata zuzuschreiben sind, während der Vata-Tageszeit schlechter gehen.

Das Vata-Dosha erhöht sich am Tag von 14 bis 18 Uhr und nachts zwischen 2 und 6 Uhr. Vata-dominierten Menschen tut es gut, zur Stärkung zwischen 14 und 18 Uhr einen salzigen Snack zu sich zu nehmen. Klagt ein Mensch über Schlaflosigkeit in der Nacht zwischen 2 und 6 Uhr, so legt das eine Vata-Störung nahe.

Das Pitta-Dosha ist am Tag von 10 bis 14 Uhr und in der Nacht von 22 bis 2 Uhr erhöht. Während der Mittagszeit ist die Verdauungskraft bei allen Menschen am höchsten. Deshalb sollte die Hauptmahlzeit des Tages um diese Zeit eingenommen werden. Zur Pitta-Zeit in der Nacht kann man, wenn man den Beginn der empfohlenen Schlafenszeit vor 22 Uhr überschritten hat, noch mal richtig munter werden. Viele Menschen kennen das als den »zweiten Wind«.

Die Kapha-Tageszeit ist am Morgen von 6 bis 10 Uhr und am Abend von 18 bis 22 Uhr. Schläft man morgens zu lange – also bis in die Kapha-Zeit hinein –, ist man oftmals den ganzen Tag träge und kommt nicht so richtig in Gang. Isst man abends in der Kapha-Zeit, liegt das Essen schwerer im Magen als zur Mittagsstunde. Die Verdauung ist um diese Zeit träge.

DAS LEBENSALTER UND DIE DOSHAS

Von der Kindheit bis zur Pubertät ist Kapha ausgeprägt. Hier stehen das Wachsen und Gedeihen, das Essen und Schlafen im Vordergrund. Denn

Kinder und Jugendliche brauchen viel Wärme, Verständnis, Fürsorge und Liebe.
Ab der Pubertät bis Mitte 40 rückt Pitta in den Vordergrund. Man bezeichnet die Pitta-Jahre oft als die Sturm- und Drangzeit des Menschen. In diesem Lebensabschnitt wird man erwachsen, findet seinen beruflichen Weg und gründet vielleicht eine Familie.
Die Vata-Lebensphase ist das Alter. Bei Frauen beginnt die Vata-Zeit oft gleichzeitig mit der Menopause. Im Alter lassen die Kräfte nach, Erkrankungen und Schmerzen treten in den Vordergrund. Zugleich nimmt im Alter das Interesse an geistigen und spirituellen Themen zu.

DIE GUNAS: DEIN GEISTIGER UND EMOTIONALER ZUSTAND

Während das Prinzip der Doshas die körperliche und grobstoffliche Ebene abbildet, beschreiben die drei Gunas unseren geistigen und emotionalen Zustand. Sie wirken damit direkt auf unser Wohlbefinden. Frei übersetzt bedeutet *guna* so viel wie »Faden« oder »Netz«. Zum ersten Mal erwähnt wurde dieses Prinzip in der Sankhya, einem der sechs vedantischen Philosophiesysteme Indiens vor ungefähr 3.000 Jahren. In der *Bhagavad Gita*, einer der zentralen Schriften des Hinduismus, wurde die Bedeutung der Gunas vermutlich zwischen dem 5. bis 2. Jahrhundert vor Christus ausgearbeitet. Diese drei »Fäden«, die Gunas *sattva*, *rajas* und *tamas* bilden poetisch ausgedrückt das Netz, das die Welt zusammenhält, aber eben auch unseren Organismus als Teil dieser Welt. So wirken die Gunas wie ein feinstoffliches Gewebe um unseren grobstofflichen Dosha-Körper. Die Gunas sind dennoch nicht materiell, sondern vielmehr als Eigenschaften zu verstehen, die die Natur prägen. Sie geben außerdem unserer individuellen Konstitution Halt und Struktur. Die Gunas bestimmen die Art und Weise, wie wir mit der Natur, deren Teil wir sind, in Verbindung treten. Ein schönes Zitat zu

diesem Themenkomplex stammt von dem frühen Ayurveda-Arzt und Philosophen *Atreya*, der im sechsten Jahrhundert vor Christus gelebt hat: »Dieses mein Wesen gleicht der Natur«.
Genau wie die Doshas sind auch die Gunas in unterschiedlicher Ausprägung in jedem von uns vorhanden. Je nach Situation und mentaler Verfassung dominiert jeweils das Guna, welches wir durch unsere Handlungen, Lebensweise und Verhalten nähren:

Sattva wird als höchstes und erstrebenswertestes Guna betrachtet. Es steht für Reinheit, Klarheit, Erkenntnis, Harmonie, Gleichgewicht, Stabilität, Toleranz und Mitgefühl. Wer viel Sattva in seinem Leben kultiviert, ist wahrhaftig, ausgeglichen, nicht leicht aus der Fassung zu bringen und weiß um die Verbundenheit alles Lebenden.
Rajas ist Energie und Bewegung, Trieb, Leidenschaft und Kraft. In Rajas steckt die Dynamik, die uns veranlasst, uns zu bewegen und zu handeln, und unsere Aktivität und Kreativität fördert. Auf der anderen Seite hat Rajas aber auch die Tendenz zu Rastlosigkeit, Anspannung, Neid, Missgunst, Getriebensein, Ablehnung oder Gier.
Tamas beschreibt das Prinzip der Stabilität, Struktur, fixen Rhythmen und Festigkeit, aber auch der Trägheit, Verdunkelung, Untätigkeit und Unwissenheit, Depression, Zweifel, Schwarzmalerei, Traurigkeit oder Apathie. Tamas beschert uns zudem Ruhe, Schlaf, feste Strukturen und planmäßiges Handeln und Denken, was für unser System lebensnotwendig ist.

DIE SYNTHESE DER POLE

Während Rajas und Tamas also zwei starke Pole oder auch Ungleichgewichte darstellen, die wie ein Pendel nach beiden Seiten ausschlagen können, bildet Sattva die Synthese. Es ist die Balance im Spannungsfeld der drei Grundqualitäten, sozusagen die Mitte des nach Rajas und Tamas schwingenden Pendels. Dabei sind alle Gunas zu jeder Zeit in und um uns vorhanden, jedoch in unterschiedlichen Qualitäten und Verteilungen. An unseren Gemütszuständen können wir sehr gut die jeweilige Energie erspüren. Mal überwiegt Klarheit und Gelassenheit, mal Motivation und Energie und dann wieder dunkle Schwere und Trägheit. Diese Eigenschaften lassen sich auch auf unsere Nahrung übertragen, die wiederum die entsprechenden Qualitäten in uns aktivieren: Frisch geerntetes Bio-Gemüse enthält viel sattvische Energie, wie Mineralien, Spurenstoffe, Vitamine und Sonnenlicht. Durch Zufügen von Hitze und Gewürzen beim Kochen einer Gemüsesuppe verstärkt sich der Effekt von Rajas, die Nahrung gibt uns Kraft und Wärme. Wenn ich die Reste meiner Suppe nicht kühl lagere, kann sie schimmeln und übel zu riechen beginnen, bei Verzehr unangenehme Verdauungsbeschwerden auslösen und somit tamasisch werden.

Unser Verhalten wirkt auf die Gunas und umgekehrt

Wir können die Wirkweise der Gunas auf unseren Körper und Geist nicht nur über die Ernährung, sondern auch mithilfe unseres Bewusstseins und Verhaltens beeinflussen, indem wir die Anwesenheit und den Einfluss von äußeren Objekten, unsere Lebensweise und -einstellung, Handlungen, Gewohnheiten und Gedanken verändern. Damit verstärken oder verringern wir das jeweilig vorherrschende Guna und die Art und Weise, wie wir die Welt um uns herum wahrnehmen. Zwar können wir unsere individuelle Tendenz bezüglich der Gunas nicht ablegen, aber wir können sie beeinflussen und danach streben, sie in größtmöglicher Balance zu halten. Grundsätzlich liegt es also an uns selbst, welche Qualitäten wir in unserem Leben kultivieren möchten.

Hinzu kommt, dass unser Geist sehr instabil ist und von einem vorherrschenden Guna zum anderen schwankt. Wenn du deine Gedanken und Emotionen genau beobachtest, kannst du diese Volatilität leicht feststellen: Wie ein kleines Äffchen hüpft der »Monkey Mind« von einem Ast zum nächsten und wie das Wetter ändern sich die Mikrostimmungen in uns schnell wie der Wind. Bei der Harmonisierung der drei Gunas hilft uns jedoch genau diese Beeinflussbarkeit des Geistes, um eine faszinierende Wechselwirkung auf allen drei Ebenen – Körper, Geist und Seele – entstehen zu lassen.

An dieser Stelle ist es ganz entscheidend zu verstehen, dass die Gunas nicht mit den Doshas gleichgesetzt werden können. So kann ein Kapha-Mensch, dem wir vielleicht eher Tamas, also Trägheit, unterstellen würden, sattvisch, also einfach absolut gelassen und weise sein. Ein Pitta-Mensch, den wir eher in der energiegeladenen bis aufbrausenden Rajas-Ecke verorten würden, kann durchaus auch tamasisch, also depressiv oder schwermütig sein. Ebenso wichtig ist es zu verstehen, dass alle drei Gunas unsere Welt zusammenhalten und keines besser als das andere ist: Ohne einen Anteil von Rajas könnten wir beispielsweise in unserer Leistungsgesellschaft gar nicht bestehen. Selbst ein kurzfristiger, positiver Impuls, wie morgens aufzustehen und seine Morgenroutine durchzuführen, würde ohne Rajas nicht gelingen. Ebenso müssen wir unbedingt tamasische Ruhepausen einhalten, um uns vom Rajas-Lifestyle zu erholen und nicht ständig vor einem Burnout zu stehen.

DAS ZIEL BLEIBT AUSGEGLICHENHEIT

Dennoch bleibt im Ayurveda Sattva immer das Ziel. Das grundlegende Fundament dafür ist eine sattvische Ernährung – also vegetarisch bis vegan, frisch und unverarbeitet – sowie ein friedliebender Lebensstil, geprägt von tiefem Respekt und Demut für alle Geschöpfe. So unterstützt uns Meditation oder guter Schlaf dabei, mehr mentale Ruhe und damit mehr Sattva zu erreichen. Des Weiteren können wir durch unsere Ernährung, Bewegungsweise, Beziehungen, Gedanken – und natürlich die restlichen der zehn Aspekte – entscheidende Schritte in Richtung sattvische Ausgeglichenheit nehmen. Oder, wie der große Yogagelehrte B. K. S. Iyengar in seinem Grundlagenwerk *Licht auf Yoga* postuliert: »Wenn Sattva-Guna allein übrig bleibt, hat die menschliche Seele einen weiten Weg zum höchsten Ziel zurückgelegt.«

BETRIEBSANLEITUNG FÜR DEN AYURVEDA-LEBENSKOMPASS

Nun bist du zumindest mit einer großformatigen Landkarte ausgestattet, die dir einen Überblick über unsere Beziehung zur Natur auf Basis des Ayurveda verschafft. Mithilfe von Landkarte und Kompass kannst du losmarschieren, zuvor geben wir dir aber noch eine kurze Betriebsanleitung mit auf den Weg. Du kannst dieses Buch als eine Art Werkzeugkiste betrachten, die mit sehr nützlichen Instrumenten zu verschiedenen Themen gefüllt ist. Du kannst nach Herzenslust ein Werkzeug in die Hand nehmen, es untersuchen, anwenden und dann auch wieder beiseitelegen. Wir möchten auf keinen Fall, dass du dich auf deiner Reise zu etwas verpflichtet fühlst, im Sinne von: »So, jetzt muss ich alles auf einmal bearbeiten, alle zehn Aspekte in meinem Leben beackern, die nächsten zehn Jahre bin ich damit locker beschäftigt ...« Das würde nur dazu führen, dass du die Reise mit dem Kompass erst gar nicht beginnen möchtest, weil die viel zu große Aufgabe zum, ja, Aufgeben einlädt.

Unsere Intention ist, dass du einfach Lust bekommst, dich mit ganz viel Spaß und Neugier um dein Leben und sein von dir definiertes Gelingen zu kümmern. Nirgendwo steht, wie dein Leben auszusehen hat, du bist die einzige Instanz, die das entscheidet. Du bestimmst, welche Richtung du einschlägst, ob du strammen Schrittes dorthin marschierst, gemütlich schlenderst oder beides abwechselst. Du weißt, wann du abbiegen willst, und wenn du im tiefen Wald den Nordstern kurz aus den Augen verlieren solltest, weißt du, er ist trotzdem da.

DAS GRUNDRAUSCHEN DES SÜDWINDS

Um dir dennoch eine Orientierung für den Startpunkt der Reise zu geben, haben wir drei wichtige und fundamentale Themen an den Anfang gestellt. Sie sollen dich wie eine Art sanfter und warmer Südwind in Richtung Gesundheit und Balance segeln lassen. Diese drei Themen sind:

- Spirituelle Praxis
- Sinnstiftende Tätigkeiten
- Erfüllte Beziehungen

Wir haben diese drei Aspekte an den Anfang gestellt, da ihre Inhalte unser Leben umfassend bestimmen. Spiritualität beeinflusst, wie wir das Leben in unserem tiefsten Inneren empfinden und verstehen. Die Menschen, mit denen wir Beziehungen führen, sind prägend für unsere Persönlichkeit und lassen darauf schließen, wer wir sind. Mit Tätigkeiten – sei es Job, Beruf, Studium, Ehrenamt oder die Betreuung Angehöriger – verbringen wir neben dem Schlafen die meiste Zeit unseres Lebens. Das bedeutet nun nicht, dass du dich zuerst ausschließlich mit diesen drei Aspekten beschäftigen musst. Sieh es als einen Vorschlag zur Inspiration: Wenn du dich tiefer in diese drei Themen hineinbegibst, wirst du feststellen, dass die anderen sieben Aspekte automatisch davon berührt werden. Deswegen würden wir dich bitten, die Kapitel zu den drei Lebensthemen zumindest als erste durchzulesen. Danach kannst du dich nach Herzenslust aus dem Werkzeugkasten bedienen, und dabei die von uns vorgeschlagene Reihenfolge einhalten oder eine andere Abfolge finden, die dir mehr entspricht.

Nimm Notiz von dir

Wir möchten dir auch ans Herz legen, beim Lesen immer Papier und Stift oder ein Notizbuch bereit zu halten. Dieser Ratgeber ist auch eine Art

Workbook: Der erste Schritt der Beschäftigung mit dem eigenen Leben ist grundsätzlich der Blick nach innen. Dieser gelingt, glaube uns Schreiberlingen, auf eine fundierte, ungefilterte und genauere Art, wenn du aufschreibst, was dir bei den einzelnen Themen durch den Kopf geht, was du fühlst, wie dein Körper reagiert. Außerdem kannst du deine Notizen immer wieder anschauen, Veränderungen feststellen, Themen wieder aufgreifen. Schreibe sie am besten mit der Hand auf, nicht mit dem Computer. Dies ist der persönlichere und direktere Weg. Manchmal kannst du an deiner Handschrift buchstäblich deine Stimmung ablesen ...

Wenn du nach den drei grundlegenden Kapiteln zu Spiritualität, Tätigkeiten und Beziehungen beispielsweise mit dem Atem weitermachst, schreibe zunächst auf, was dir zu diesem Thema einfällt, wie du deinen Atem gerade wahrnimmst. Notiere dir Geschichten, die du dazu erlebt hast. Du kannst auch etwas zeichnen oder nur Stichpunkte aufschreiben. Sei dabei offen und ehrlich, niemand wird lesen, was du geschrieben hast, außer du möchtest es. In den Kapiteln zu den zehn Aspekten findest du zudem zahlreiche Übungen. Sie sollen dich inspirieren, dich mit diesen Punkten und ihrer Bedeutung für dich und dein Leben zu beschäftigen. Du kannst sie verändern oder kombinieren, dir Lieblingsübungen herauspicken, andere nach hinten stellen. In der Regel benötigst du für die Übungen (außer den Yoga-Asanas) keine Hilfsmittel und nur wenig Zeit, etwa zwei bis 20 Minuten.

Zuvor erläutern wir auf den nächsten Seiten noch einige wichtige Begriffe und Definitionen aus dem Ayurveda, damit du deinen Kompass ordentlich »einnorden« kannst.

DER NORDEN: SVASTHA

Der Polarstern, der schon seit uralten Zeiten den Norden für Seefahrer und Reisende markiert, soll uns hier als Symbol für einen wichtigen Begriff aus dem Ayurveda dienen: *svastha*. Dieser Begriff stammt aus dem Sanskrit und lässt sich recht gut aus seinen beiden Wurzeln erklären. *Sva* bedeutet »Selbst«, *stha* bedeutet »stehen«. Zusammengenommen wird dies bildlich zu »in sich selbst verweilen« und beschreibt den Zustand inneren Gleichgewichts. Dies ist im Ayurveda sowohl wörtlich als auch im übertragenen Sinne gemeint: Alle Körperfunktionen sind in Balance, aber auch das geistige und psychische Wohl sind ausgeglichen, die Gedanken sind ruhig, der seelische Zustand gelassen und fröhlich. Dies wird im Ayurveda als unser natürlicher Zustand angesehen.

Beide großen Ärzte in der Geschichte des Ayurveda, der Chirurg *Sushruta* (siehe Seite 32) und vor ihm Charaka, betonen immer wieder die herausragende Bedeutung eines ausgewogenen Lebens für eine dauerhafte, stabile Gesundheit. Um diesen Zustand, also Svastha, zu erreichen, gibt es eine Vielzahl von verschiedenen Empfehlungen für alle Lebensbereiche. Die in der Charaka Samhita im dritten Buch Sthana beschriebenen Bereiche beziehen sich auf *Vihara* (Verhalten), *Ahara* (Ernährung), *Dinacharya* (Tagesrhythmus), *Ratricharya* (Nachtrhythmus), *Ritucharya* (Jahresrhythmus) und *Sadavritta* (Verhaltenskodex). Diese Empfehlungen haben wir als grundlegende Inspiration genommen, sie in unsere komplexe Zeit übersetzt, modern interpretiert und auf die Bedürfnisse des westlichen Menschen angepasst. Als Grundlage diente uns nicht nur die Charaka Samhita, sondern auch das *Yoga Sutra* von *Patañjali* sowie die *Hatha Yoga Pradipika* (siehe Seite 89 f.). Die zehn Aspekte dieses Lebenskompasses erachten wir als die Essenz und das Fundament für ein gelingendes Leben – auch und gerade in der heutigen Zeit.

DIE GRUNDLAGEN DER GESUNDHEIT

Ausgewogenheit und Harmonie sind zwei zentrale Begriffe innerhalb des ayurvedischen Grundverständnisses von Gesundheit. Einer der großen Ärzte des Ayurveda, der erste indische Chirurg Sushruta, beschrieb Svastha vor ungefähr 3.000 Jahren folgendermaßen: »Ausgewogenheit der Funktionsprinzipien, Ausgewogenheit von Verdauung und Stoffwechsel, ausgewogene Funktion und Struktur der Gewebe, Ausgewogenheit der Ausscheidungen, strahlende Sinnesfunktion, strahlende Psyche, Zufriedenheit im Selbst, das wird Gesundheit genannt.«

Für mich, Volker, steckt im Begriff Svastha noch mehr, nämlich Frieden und Selbstannahme. Ich kenne den Kampf mit mir selbst und das Streben nach mehr zur Genüge: Viele Jahre lang musste ich mir immer wieder neue Bereiche erobern und mir beweisen, dass noch mehr möglich ist. Diese andauernde Jagd ist allerdings der Gegenentwurf zum inneren Frieden. Sie hört nie auf, denn »mehr« ist immer möglich: Noch mehr Potenzialentfaltung, noch mehr Follower, noch mehr Umsatz, noch mehr vom Mehr. Ich spürte irgendwann, dass ich nicht weiterkämpfen will, denn jeder Kampf führt früher oder später zum Kollaps. Daraus ist die bewusste Entscheidung gewachsen, meiner großen, inneren Sehnsucht nach Ruhe und Frieden mehr Raum zu geben: Ruhe in Bezug auf die ständigen Ortswechsel und Frieden in der Beziehung zu mir selbst und den wichtigsten Menschen in meinem Umfeld. Es fühlt sich verdammt gut an und auf einmal habe ich Zugang zu Energien, die ich vorher ziemlich massiv verpulvert hatte.

DEFINIERE GESUNDHEIT

Die Frage nach dem, was Gesundheit genau ist, wie sie funktioniert, und vor allem, wie sie erhalten werden kann, ist mit Sicherheit eine der spannendsten Fragen für uns Menschen. Definitionsversuche gibt es unzählige –

je nach Kultur, Religion und persönlicher Lebenseinstellung. Für die Weltgesundheitsorganisation WHO ist Gesundheit einerseits der »Zustand des vollständigen körperlichen, geistigen und sozialen Wohlbefindens«, andererseits aber auch »menschliches Grundrecht«.
Bekannt ist: Um gesund zu bleiben, sollte man sich gesund ernähren, Stress vermeiden und sich ausreichend bewegen. So weit, so gut. Wie kann es dann aber sein, dass es Menschen wie unseren Ex-Kanzler Helmut Schmidt gibt, der weit über 90 Jahre alt wurde, obwohl er zwei Schachteln Mentholzigaretten am Tag rauchte, ordentlich Stress hatte und mit Sicherheit keinen veganen Lebensstil mit regelmäßigen Badekuren im Wald pflegte? Kann es also so etwas wie eine allgemeingültige Beschreibung von Gesundheit überhaupt geben? Wir sagen: ja. Gerade in Verbindung mit der Philosophie des Ayurveda ist es dienlich, einen Blick auf die Grundprinzipien der Natur und des menschlichen Lebens zu werfen, einen Blick, der weit über die bekannten Ernährungs- und Gesundheitstipps hinausgeht.

HOMÖOSTASE

Eines der wichtigsten Prinzipien der Natur und des Lebens ist, wie bereits erwähnt, das stetige Streben nach Gleichgewicht und Ausgewogenheit. Der moderne medizinische und psychologische Schlüsselbegriff an dieser Stelle ist die *Homöostase*. Sie beschreibt die Aufrechterhaltung des inneren Milieus des Körpers mithilfe von Regelsystemen. Das heißt, unser Organismus ist so konzipiert, dass er alle körperlichen und seelischen Systeme im Zustand der Ausgewogenheit hält. Von diesen Systemen gibt es verschiedene in unserem Körper, unter anderem die Regelung des Kreislaufs, der Körpertemperatur, des Wasser- und Elektrolythaushaltes oder die Steuerung des Hormonhaushaltes. Wenn diese Systeme aus dem Gleichgewicht geraten, kann dies weitreichende Folgen auf die körperliche Gesundheit haben, im Extremfall sogar zum Tod führen. Dies gilt nicht nur für die körperliche

Ebene, denn auch ein psychisches Ungleichgewicht wie Angst, Stress oder Burn-out kann die physiologischen Funktionen des Körpers direkt beeinflussen und aus dem Gleichgewicht bringen, also die Homöostase stören.

Balance und Regulation

Um die Homöostase etwas näher zu betrachten, machen wir einen kleinen Ausflug in den Körper. Damit grundlegende, lebenserhaltende Prozesse ablaufen können, muss der pH-Wert deines Blutes innerhalb eines engen Toleranzbereichs bleiben. Dieser Wert beschreibt, wie sauer oder basisch eine Lösung innerhalb eines Milieus ist. Die Skala reicht dabei von 1 (stark sauer wie Salzsäure), über 7 (neutral wie reines Wasser) bis 14 (stark alkalisch wie Natronlauge). Der optimale pH-Wert des Blutes liegt im leicht alkalischen Bereich zwischen 7,35 und 7,45. Das heißt, der Toleranzbereich umfasst nur 0,1 Punkte. Abweichungen in die eine oder andere Richtung können sehr schnell lebensbedrohlich werden.

Ein eindrückliches Beispiel für die Fähigkeit des Körpers, sich zu regulieren, kennst du vielleicht: Wenn du bei akuten Angstzuständen hektisch und tief atmest, also hyperventilierst, wird dir zunächst schwindlig werden. Wenn du vor lauter Panik nicht zur normalen, etwas flacheren Atmung zurückkehren kannst, führt die Hyperventilation zu einer sogenannten *Alkalose*: Der pH-Wert des Blutes verschiebt sich in die alkalische Richtung. Um einen lebensbedrohlichen Zustand bei fortgesetzter Hyperventilation zu vermeiden, schickt dein Körper dich lieber zum »Schlafen« in die Ohnmacht, damit die Atmung sich wieder selbstständig regulieren kann.

Nun sind wir täglich einem ständigen Wechsel von allen möglichen Einflüssen ausgesetzt, und es ist natürlich völlig utopisch, in einem Zustand der dauerhaften Homöostase zu leben. Dafür sind wir viel zu sehr Mensch mit unserem natürlichen Drang nach Weiterentwicklung, Spaß und Veränderung. Dessen war man sich natürlich auch schon im Ayurveda bewusst. Doch um dauerhaft ganzheitlich gesund leben zu können, ist es notwendig, immer wieder in den Zustand des Gleichgewichts zurückzukehren. Ayurveda mit seinem über 5.000 Jahre alten Wissen über ein ausgewogenes, verbundenes und selbstwirksames Leben ist dabei die perfekte und allumfassende Unterstützung.

GESUND SEIN – HEIL SEIN

Viele Menschen sind medizinisch gesehen zwar gesund, jedoch meilenweit von dem Gefühl entfernt, heil und bei sich zu sein. Allzu oft lässt sich kein organischer Befund feststellen, und die modernen Diagnosemethoden wie Röntgen, MRT, CT, Magen- und Darmspiegelung führen zu keinem Ergebnis. Hingegen sind Erkrankungen der Psyche, allen voran die Depression, mittlerweile für jede zweite Frühverrentung in Deutschland verantwortlich. Häufig fragen wir Menschen: »Geht's dir gut?« Hast du jemals einen Menschen gefragt, ob er sich »heil« fühlt? Wir gehen zurückhaltend, stellenweise sogar ängstlich mit dem Begriff »Heilung« um, als wäre er etwas Unerreichbares, Gefährliches. Wir sind uns natürlich darüber bewusst, dass in bestimmten Bereichen unseriös mit dem Begriff Heilung umgegangen wird. Wenn man Menschen verspricht, sie mit Räucherstäbchen, Rasselgeklapper und grünem Tee vom Krebs zu heilen, stellen sich bei uns die Nackenhaare auf. Den schönen Begriff der Heilung deswegen zu meiden, macht genauso wenig Sinn, denn er ist eng mit der von Svastha gemeinten Balance zwischen Körper, Geist und Seele verbunden.

Sei deine wahre Version

An dieser Stelle kehren wir noch einmal zurück zu Helmut Schmidt. Sein Lebensstil widersprach so ziemlich allem, was gemeinhin als gesund gilt. Wie konnte dieser Mann also über 90 Jahre alt werden? Statt von einem »gesunden Leben«, sollte hier viel mehr von einem »gelingenden Leben« gesprochen werden. Der Begriff des Gelingens öffnet den Horizont weiter als jener der reinen Gesundheit. Ein gelingendes Leben beinhaltet mehr, als am Morgen brav sein Breichen zu essen, alle Nährstoffe mit Vornamen zu kennen und pünktlich ins Bett zu gehen. Auch wenn Helmut Schmidt in vielen Bereichen nicht sehr vorbildlich gelebt haben mag, in anderen Bereichen hat er vermutlich ein sehr erfülltes und damit auch heiles Leben geführt. Zumindest können wir vermuten, dass seine Tätigkeit als Politiker und insbesondere seine jahrzehntelange Beziehung auf Augenhöhe mit seiner Loki dazu beigetragen haben, dass er ein erfülltes Leben führte. Denn ein ganz wesentlicher Aspekt für ein gelingendes, heiles Leben ist die Sinnhaftigkeit, die wir in unseren Tätigkeiten und Beziehungen erfahren.

Natürlich ist es wichtig, sich für ein gesundes, gelingendes Leben an gewisse Empfehlungen zu halten und ein Verständnis dafür zu entwickeln, wie wichtig die Balance für unsere Gesundheit ist. Wir dürfen dabei jedoch nicht das sanfte Flüstern unserer inneren Stimme überhören, wenn sie fragt: Lebst du die wahre Version deiner Selbst und deines Lebens? Diese Version entspricht vielleicht nicht ganz dem Lehrbuch für brave Bürgerinnen und Bürger.

Genug der Vorrede, die Reise geht los! Wie angekündigt, beginnen wir mit den drei fundamentalen Themen spirituelle Praxis, sinnstiftende Tätigkeiten und erfüllte Beziehungen. Wir bitten dich, erst diese drei Abschnitte zu lesen, um deinen inneren Kompass zu kalibrieren. Danach kannst du deine eigene Route wählen, im Blick immer Svastha, deinen Nordstern, das innere Gleichgewicht.

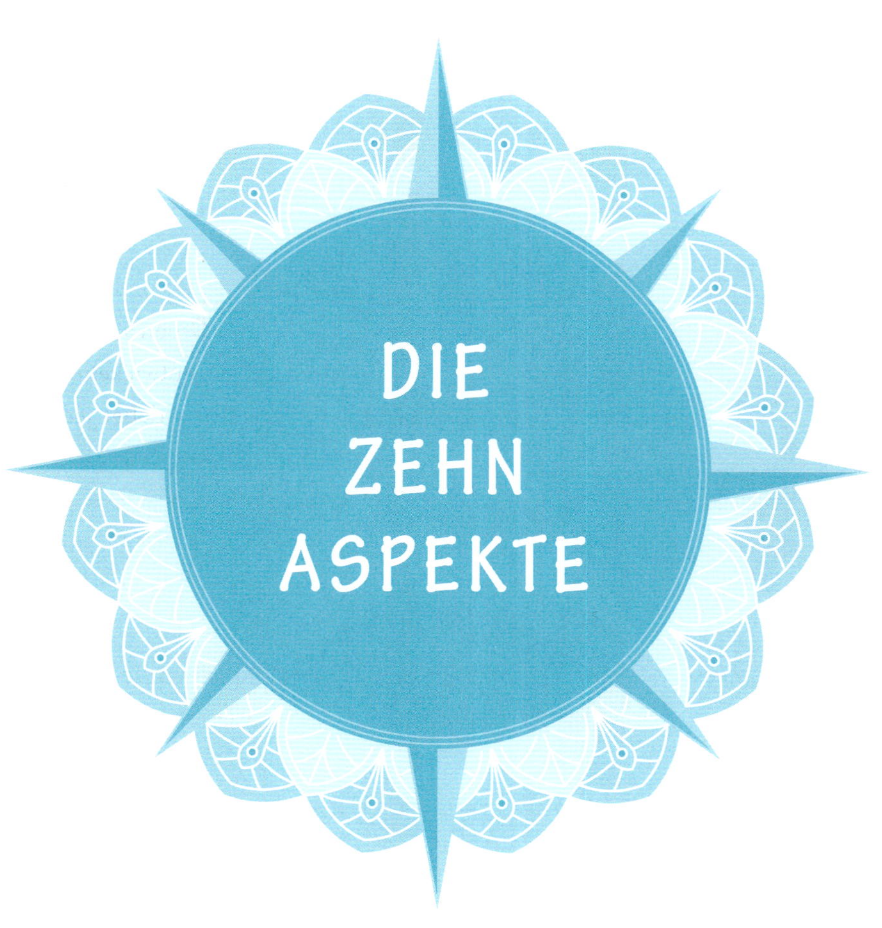
DIE
ZEHN
ASPEKTE

SPIRITUELLE PRAXIS

Spiritualität ist ein Begriff, den wir alle kennen. Er ist hip und wird heute in zahlreichen Kontexten verwendet. Werden wir jedoch gefragt, was Spiritualität eigentlich bedeutet, fehlen uns oft die Worte. Kein Wunder, denn abgesehen davon, dass es schwierig sein kann, abstrakte Dinge zu beschreiben, für die wir kaum einen Wortschatz haben, ist Spiritualität etwas sehr Individuelles. Sie ist stark von den Erfahrungen, dem Kulturraum oder der religiösen Ausrichtung des jeweiligen Menschen geprägt. Die spirituelle Praxis, wie wir sie verstehen, überbrückt hingegen diese konfessionellen und kulturellen Grenzen, was ganz dem Geist der Yoga-Philosophie entspricht, obwohl sie aus dem hinduistisch geprägten Kulturraum Indiens stammt. Sie ist bewusst und konsequent überkonfessionell, und bildet, wie wir bereits erörtert haben, das Fundament des Ayurveda.

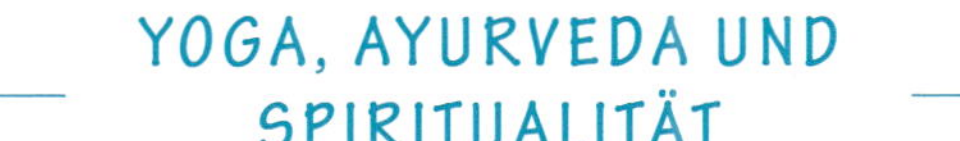

YOGA, AYURVEDA UND SPIRITUALITÄT

Ein kurzer Ausflug in die philosophisch-religiöse Geschichte Indiens soll verdeutlichen, in welchen spirituellen Sphären wir uns in diesem Buch bewegen. Yoga und Ayurveda waren in ihrem Ursprungsland Indien untrennbar miteinander verbunden, eine Tatsache, die leider mit dem Siegeszug des Yoga im Westen im letzten Jahrhundert weitgehend in Vergessenheit geraten ist. Die Yoga-Philosophie ist wiederum von den *Veden* geprägt und diese prägten auch den Hinduismus. Der Buddhismus wiederum ist aus dem Hinduismus entstanden, verzichtet aber auf dessen Götterolymp. Vielmehr kommt der Buddhismus ganz ohne einen Gott aus, weswegen er auch häufig als Philosophie und nicht als Religion verstanden wird. Im Buddhismus finden wir eine ganze Reihe spiritueller Übungen, da er sich in erster

Linie mit der Beschaffenheit des menschlichen Geistes auseinandersetzt. Und hier schließt sich der Kreis, denn das erste Sutra des Weisen Patañjali, der als der Begründer des Yoga gilt, besagt:

Yogas citta vritti nirodha (gesprochen: jogas tschitta writti nirodaha). Übersetzt heißt dies in etwa: Yoga beherrscht die Bewegungen des Geistes.

Das Sanskrit-Wort *vritti* beschreibt die Bewegungen im Geist, nicht nur die Gedanken, sondern auch Emotionen, Wahrnehmungen, Erinnerungen, Gefühle. *Citta* hingegen ist der Geist, das Gefäß, das wie ein Container mit Vritti gefüllt wird. Wir möchten im weiteren Fortlauf des Buchs den an dieser Stelle eingeführten Sanskritbegriff *citta* gerne statt des im Vergleich weniger treffenden Begriffs »Geist« verwenden. Mit Citta wird bei Patañjali bildhaft der »Geistsee« beschrieben. Er beheimatet wie ein neutraler Behälter Vritti – also Emotionen, Sinneswahrnehmungen und Gefühle bis hin zu Körperempfindungen, alles, was wir im Leben erfahren. In diesem Sinne ist auch der englische Ausdruck *mindset* passender als die deutschen Ausdrücke »Bewusstsein« oder »Einstellung«, da »mind« einem mit Vrittis gefülltem Citta entspricht: Wenn ich mit einem spirituellen Blickwinkel, also Mindset, auf das Leben schaue, beinhaltet dies nicht nur philosophische oder praktische Gedanken, sondern auch mein ganzes Sein auf geistiger, seelischer und körperlicher Ebene.

Mithilfe von Meditation, Pranayama und Yoga besänftigen wir die Vrittis und sortieren und beruhigen so den Citta-Container, sorgen für eine glatte Oberfläche des »Geistsees«. Die Vrittis sind noch vorhanden in diesem See, aber sie wirbeln nicht mehr im Wasser herum und bringen uns durcheinander, sondern befinden sich wie Sedimente an seinem Grund, wo wir sie in aller Ruhe beobachten können.

Da all dies, von Gedanken bis zu Emotionen, sehr flüchtig, beweglich, beeinflussbar und veränderlich ist, schreibt man die »Bewegungen des Geistes« dem Luft-Element zu, also Vata. Yoga will die Bewegungen des Geistes erkennen, beruhigen und nimmt sie entspannterweise nicht besonders ernst. Denn dann – und nun kommt der Bogen zur Spiritualität – können wir unser wahres Wesen erkennen, und nichts anderes will der Yoga und der Ayurveda erreichen. Spiritualität bedeutet die Erkenntnis:

- Es gibt eine wahre Essenz in uns, die von außen, von Gedanken, Emotionen und Wahrnehmungen unbeeinflusst ist und bleibt
- Alles Leben beinhaltet diese Essenz
- Nichts Lebendiges existiert getrennt voneinander

ESSENZ UND URNATUR

Patañjali führt die Begriffe *Purusha* und *Prakriti* ein, die auch im Ayurveda eine wichtige Bedeutung haben. Purusha ist das Unveränderliche, die wahre Essenz, der »Spirit«, der allem innewohnt. Prakriti hingegen ist das, was sich bewegt, verändert, vergeht, stirbt und unsere menschliche Alltagsexistenz als fühlende, spürende und denkende Wesen bestimmt. Diese beiden Begriffe finden wir auch im Ayurveda wieder. Hier beschreibt Purusha ebenfalls die Essenz, das Unveränderliche, aus dem das Universum erschaffen wurde. Prakriti hingegen ist das ursprüngliche und sehr individuelle Verhältnis der Doshas bei deiner Geburt, in erster Linie deine körperliche Konstitution. Die drei Gunas Tamas, Rajas und Sattva (siehe Seite 24 ff.) bilden die mentale und emotionale Struktur dieser persönlichen Urnatur.

Das Juwel in uns

Im Reich der Spiritualität geht es nun darum, Purusha zu erfahren, diese Essenz, das innere Leuchten, das nicht wertende und ewige Sein zu entdecken, das in uns allen wohnt. Im Buddhismus wird dieser Zustand absoluter Klarheit, Freude und Gleichmut mit einem Juwel verglichen, einem

»edlen Kern«, der in uns allen lebt. Um Svastha, das tiefe innere Gleichgewicht, zu erfahren, ist es also wichtig, die Bewegungen im Citta zu beruhigen, man kann sagen, zu ordnen. Wenn wir uns gewahr werden, dass alle diese Vata-artigen Bewegungen flüchtig und vorübergehend sind und den Zugang zu unserer Essenz, dem klaren Bewusstsein, verdecken, ist es unerlässlich, genau dieser Tatsache ins Auge zu blicken. Salopp gesagt, wenn wir endlich aufhören, all das zu glauben, was wir denken und fühlen und unsere Vorstellungen und Meinungen für Realität zu halten, dann können wir frei sein. Denn das ist das Ziel der Spiritualität und ihrer Praxis: innere Freiheit.

MISSVERSTÄNDNISSE UND IRRTÜMER ÜBER SPIRITUALITÄT

Es ist ein weit verbreiteter Irrtum, dass die spirituelle Praxis einzig dem persönlichen Glück und dem individuellen Wohlbefinden dienen soll. Da alles und alle miteinander verbunden sind, dient unsere spirituelle Entwicklung immer auch dem großen Ganzen – dazu später mehr in den Kapiteln Beziehungen und Lebensstil.
Ein weiteres Missverständnis betrifft die innere Freiheit. Sie bedeutet nicht, frei von allen Bedürfnissen, Gefühlen, Gedanken, körperlichen Beschwerden zu sein – das wird unserer Spezies wohl nie gelingen, denn all das gehört zum menschlichen Dasein. Frei sein bedeutet hier, den ständigen Vritti-Veränderungen und -Bewegungen im Citta nicht ausgesetzt zu sein, wie wir es ohne spirituelle Praxis sind. Diese Bewegungen existieren zwar weiterhin, wir lernen aber, sie wertfrei zu beobachten.

WERTFREIE ACHTSAMKEIT

Wir können unsere geistigen Bewegungen mit dem Wetter und unsere spirituelle Praxis mit meteorologischem Wissen vergleichen. Wenn wir gewahr sind, dass das Wetter sich ständig ändert, weil wir es intensiv beobachtet haben, werden wir mit relativer Genauigkeit erkennen, wann ein Sturm aufzieht. Wir spüren die Veränderung des Luftdrucks, beobachten die Wolken, die Winde, erkennen die Ruhe vor dem Sturm. Da wir unsere Erfahrungen mit starken Winden bereits gemacht haben, treffen wir Vorbereitungen, um auch diesen Sturm unbeschadet zu überstehen.

So funktioniert auch spirituelle Praxis: Wir beobachten unsere Vrittis, sammeln Wissen um ihre Wetterwendigkeit, erforschen die Reaktionen unseres Körpers, der Seele und der Gedanken auf die Veränderung der Umgebung, auf Reaktionen unserer Mitmenschen oder unseres Körpers. Wir sammeln Daten, lernen uns selbst als Forschungsobjekt in der Tiefe kennen. Und was wir da alles finden können: Ängste, Traumata, Sorgen, negative Glaubenssätze, Minderwertigkeitskomplexe, oh weh! Aber vielleicht auch: Freude, Leidenschaft, Kreativität, Spaß, Ruhe, Motivation? Oh ja! Es ist eine bunte Welt, die in uns wohnt, sie birgt alle Farben von Schwarz über Gelb bis Purpur und Grün, alle Wetterereignisse von Orkan bis Sonnenschein.

Es kann ungemütlich werden

Spirituelle Praxis bedeutet nicht, gemütlich auf dem Meditationskissen zu schlunzen und vor sich hin zu ommen. Spirituelle Praxis bedeutet, so richtig die Hosen runterlassen, in den Spiegel zu blicken, keine Ausflüchte zuzulassen, nichts vor sich zu verheimlichen.

Manchmal kann es wichtig sein, sich auch jemandem anzuvertrauen, der oder die professionelle Erfahrung hat, anderen zu helfen. Sei ehrlich zu dir: Wenn du Hilfe in Form einer Therapeutin oder eines Therapeuten brauchst, weil Ängste so stark werden, dass du auch nicht mit noch so viel Meditation dagegen ankommst, nimm sie unbedingt in Anspruch! Es gibt im Übrigen inzwischen sehr viele Psychologen und Psychotherapeutinnen, die sich mit der Achtsamkeitspraxis auseinandergesetzt haben und genau wissen, an welche Grenzen wir dabei stoßen können.

Spiritual Bypassing

Versuchst du, die sogenannten negativen Gefühle wie zum Beispiel Angst, Wut, Trauer oder Eifersucht »wegzumeditieren« oder Ausflüchte zu finden, warum diese in dir nicht existieren können, betreibst du das in der Szene beliebte »spiritual bypassing«. Diese Sonderform der Verdrängung funktioniert in zwei Richtungen: Du schiebst grausige Gefühle zur Seite, weil die bei erleuchteten Menschen doch nicht sein dürfen. Man ist nicht neidisch, weil Lilo die Beförderung ergattert, die wir haben wollten, man ist nicht eifersüchtig, weil Heinz die eigene Frau unverschämt umgarnt. Man ist schließlich total durchmeditiert und hat diese schnöden Gefühle nicht.

Oder wir praktizieren die Projektionsvariante des Spiritual Bypassing: Also, nein, ist die doch echt neidisch und der wütend auf diesen unreflektierten Knilch? Wie unspirituell ist das denn? Da schicken wir doch mal ein paar Tonnen gute Energie und dann wird alles wieder gut. Und wenn nicht, müssen die halt noch ein bisschen meditieren und achtsam sein, das wird schon. Nein, das wird nicht, denn so ist unsere Welt: Wir können nichts und niemanden kontrollieren, es geschehen ungerechte und schreckliche Dinge, wir sind alle nicht perfekt, mögen wir auch noch so viel meditieren, therapiert werden oder studieren.

Das Einzige, was wir halbwegs kontrollieren können, ist unsere Reaktion auf all diese Unwägbarkeiten des Lebens. Das heißt: Wir dürfen wütend, traurig, eifersüchtig und neidisch reagieren, wir sollten uns aber nicht davon beherrschen lassen. Alle Gefühle und Gedanken sind da, aber wir sind nicht sie. Wir können diese Gefühle nutzen, um uns weiterzuentwickeln, daraus Handlungsenergie zu ziehen und in der Folge den Job zu kündigen, uns zu entschuldigen, zu trennen oder eine Demo zu organisieren. Diese Dynamik zwischen Sein und Tun, zwischen Gedanke und Tat, zwischen Reaktion und Reflexion zu verstehen – das ist Spiritualität.

DER INNERE KRITIKER NÖRGELT VOR SICH HIN

Hier kommt die Achtsamkeit ins Spiel: Sie ist wert- und vorurteilsfrei und mit ihrer Hilfe erkennen wir unsere Wertungen und Vorurteile. Die klarste Definition von Achtsamkeit bleibt die des Molekularbiologen und Meditationslehrers Jon Kabat-Zinn, im Folgenden etwas abgewandelt: Achtsamkeit bedeutet, auf eine bestimmte Weise aufmerksam zu sein – bewusst, im gegenwärtigen Augenblick und ohne zu urteilen.

Was hält uns davon ab? Ein wichtiger Saboteur der Achtsamkeit ist der sogenannte innere Kritiker: Diese Stimme in uns, die uns immer wieder weismachen will, dass wir im Grunde nichts können, nichts wissen, nichts zustande bekommen. Normalerweise hält er uns von den tollsten Dingen ab, wie von ehrlicher Freude über ein Lob oder Kompliment, von dem Genuss eines herrlichen Abendessens, von der Reise, die wir schon lang unternehmen wollen, von dem Buch, das wir seit Jahrzehnten schreiben möchten ...

Die Achtsamkeit kennt die Nervensäge, nimmt den Nörgler wahr, aber sie schenkt ihm nicht die Macht, unsere Handlungen zu bestimmen. Sie nimmt den inneren Kritiker in den Arm und konstatiert liebevoll »das ist ein Teil von mir, und dieser Teil existiert neben all den anderen Teilen«. Und, übrigens, bemerkt sie noch lächelnd – »die Vergangenheit ist vorbei, sie bestimmt uns nur, wenn wir daran glauben, dass sie uns bestimmt«.

Lebensnotwendig: Achtsamer Humor

Ein netter Nebeneffekt der Achtsamkeit ist nicht nur, dass wir das Wort Selbstliebe mit Leben füllen, sondern lernen, herzhaft über uns selbst zu lachen. Der Ausspruch »glaub nicht alles, was du denkst«, der verschiedenen Menschen zugeschrieben wird, könnte vom milde lächelnden Buddha unter seinem Bodhi-Baum stammen. Ohne Humor und die Fähigkeit, uns selbst ab und zu aus liebevoller Distanz bei unseren Hirnkapriolen zuzusehen, geraten wir schnell in Verzweiflung ob der unsinnigen und überflüssigen Gedanken- und Gefühlsverknotungen, die wir tagtäglich produzieren. Wenn wir ganz ehrlich sind, müssen wir feststellen: 99 Prozent unserer zerebralen Konstrukte sind völlig irrelevant, flüchtig und eine endlose Kette an Assoziationen, die uns das Leben vor die Sinne wirft. Überprüfe es in diesem Moment: Was lösen diese Zeilen in dir aus? Welcher Gedanke, der dir in den Kopf schießt oder welche Emotion, die du an dieser Stelle empfindest, wird noch in zehn Minuten, einer Stunde, am nächsten Tag oder in einem Jahr einen weiteren Effekt auf dich haben? Außer die Zeilen inspirieren dich dazu, sofort zu handeln und dein ganzes Leben auf den Kopf zu stellen. Aber das wäre deine Interpretation dieser Worte und deine Handlung – kein Gedanke, sondern Tat.

Wir fassen also zusammen: Spirituell ist, wenn man trotzdem lacht. Und beginnen nun mit der Praxis.

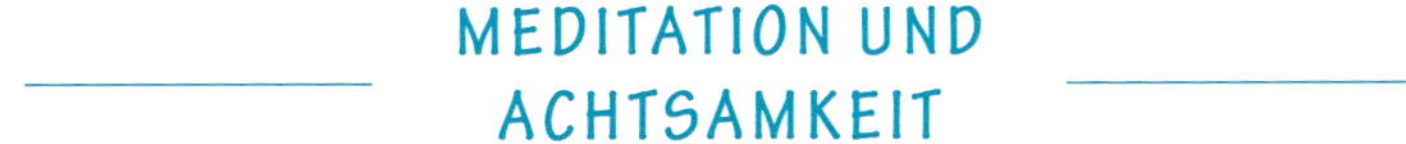

MEDITATION UND ACHTSAMKEIT

Die spirituelle Praxis besteht im Grunde aus zwei wichtigen Komponenten, die eng miteinander verbunden sind – Achtsamkeit und Meditation. Etwas verkürzt könnten wir es so ausdrücken: Meditation ist das Training, das den Achtsamkeitsmuskel stärkt und ohne Übung wird sich auch dieser Muskel nicht weiterentwickeln. Mithilfe der Meditation verändern wir unseren Mindset, wir beginnen, behutsam und freundlich uns selbst beim Leben zu beobachten. Wir kommen im Moment an, indem wir nicht bewerten, weder uns selbst noch andere Menschen, wir betrachten unsere Gefühle und Gedanken, ohne Vorurteil, ohne ihnen zu folgen und sich in ihren Schleifen zu verfangen. Klingt schön, aber gemessen an unserer lebenslangen Gewohnheit, das genaue Gegenteil zu praktizieren, kannst du dir vorstellen, wie viel Übung es braucht, um diese Schleife zu entknoten.

Entgegen einer landläufigen und sehr irreführenden Auffassung geht es bei der Meditation nicht darum, den Geist von Gedanken zu befreien, keine Gefühle mehr zu haben, also über den Dingen und diesem Leben zu schweben. Im Gegenteil, Meditation und praktizierte Achtsamkeit bedeuten, sich in der Tiefe kennenzulernen, keine Tabus zuzulassen, die Realität und sich selbst in den Arm zu nehmen, über sich lachen zu können und alles sein zu lassen. Denn alles, was ist, ist vergänglich, und je bewusster wir uns dieser Tatsache werden, desto weniger verfangen wir uns in dem Glauben, dass alles, was wir denken und fühlen, unausweichlich, lebensentscheidend und wichtig ist. Sonst geben wir die Verantwortung und die Kontrolle ab über das Einzige, wofür wir als Menschen verantwortlich sind und das wir kontrollieren können: über unseren Mindset. Nimm also dein Citta und damit dein Leben in die Hand, so schwer ist das gar nicht. Mit konsequenter Übung in Meditation kannst du dein Leben wirklich verändern, Achtsamkeit wird dann ein Bestandteil deines Seins.

DEN ACHTSAMKEITSMUSKEL TRAINIEREN

Ein Schlüsselwort im Zusammenhang mit Achtsamkeit ist Gewahrsein. Ein wunderschönes, etwas altmodisch klingendes Wort, das aber in den letzten Jahren mit dem Siegeszug der Achtsamkeit gehörig entstaubt wurde. Das Gewahrsein ist genau jener Zustand, den Jon Kabat-Zinn in seiner Definition der Achtsamkeit beschreibt: das klare, nicht wertende und vorurteilsfreie Da-sein.

Es gibt sogar noch eine Ebene darüber, die das Gewahrsein beschreibt: Ich nehme wahr, was ist, und bin mir gleichzeitig bewusst darüber, dass ich wahrnehme. Das Gewahrsein ist sozusagen das Bewusstsein über das eigene Bewusstsein. Ich weiß, dass ich existiere, dass ich ein Wesen bin, das denkt, fühlt und sich bewegt. Aber ich weiß auch, dass ich nicht dieses Denken, Fühlen oder Bewegen bin. Da ist noch mehr, da ist eine Urkraft, ein

Bewusstsein, das all das betrachtet. Und dieser Moment des Betrachtens ist Achtsamkeit.

Merkst du, wie sich ein Kreis schließt? Aber sicher merkst du auch, wie schwer es ist, das Unbeschreibliche zu beschreiben. Darum lass uns den Achtsamkeitsmuskel trainieren. Dort, in der meditativen Stille, wird wieder klar, worum es bei einer spirituellen Lebensweise geht: Freiheit von den Verstrickungen in unsere Leidenschaften, Meinungen, Illusionen, Ängste und Sorgen. Die Achtsamkeit betrachtet und wird sich dessen gewahr. Du darfst dich sorgen, dich ärgern, dich in Illusionen verlieren, alles kein Problem. Nur nimm das alles nicht so bitterernst. Die wirklich ernsten Dinge geschehen ohnehin: Jemand stirbt, du wirst krank oder verlassen, gehst pleite, eine Pandemie oder ein Krieg bricht aus. Und dann musst du reagieren, einen Plan machen, oder eben auch keinen. Aber alles, was wir uns in unserem Kopf zurechtlegen und für die Wirklichkeit halten, ist nicht real, das sind nur Gedanken, Gefühle und Emotionen.

Also üben wir das Gewahrsein, täglich und in der Motivation, frei zu sein, so frei, wie wir es ohnehin von Geburt an sind.

PANDEMIE DER ABLENKUNG

In unserer westlichen Gesellschaft fällt es uns schwer, einfach still zu sitzen. Um immer mehr leisten zu können, damit das Wirtschaftswachstum nicht zum Stillstand kommt, müssen wir rund um die Uhr erreichbar sein, Algorithmen gehorchen und wahnwitzige Mieten bezahlen. Ohne eine gewisse Robustheit und die vielzitierte Resilienz ist das (Über-)Leben bei mentaler und körperlicher Gesundheit in der modernen Welt, gelinde gesagt, anspruchsvoll. Das war es in früheren Zeiten sicher auch, jedoch auf andere Weise, es gab Rechtlosigkeit, Willkür, Krankheiten, Kriege, unüberwindbare Standesunterschiede und Unterdrückung.

All das gibt es immer noch, in viel zu hohem Maße, das erzählen uns die Nachrichten täglich, wir erleben es nur mittelbar. Aber, und das ist der Unterschied zu früheren Zeiten, unser Arbeits- und Stresslevel ist historisch hoch, darüber gibt es wenig Zweifel und viele Studien. Kein Wunder, dass unsere »Massenablenkungswaffe« – wie der US-amerikanische Neurologe Judson Brewer in seinem Buch *Raus aus der Angstspirale* das Smartphone nennt – sich ungeheurer Beliebtheit erfreut. Lenkt sie uns doch hervorragend von all dem Irrsinn und Stress ab – und schafft dabei neuen Stress.

Die gute alte Langeweile

Kennst du noch den simplen Leerlauf ohne Ablenkung, früher Langeweile genannt – dieses altmodische Gefühl, in dem die Zeit sich vor dir ausdehnt, ohne Muster, ohne Idee, wie eine weiße Leinwand, ein ganzer Tag oder gar eine Woche, ohne geplante Aktivitäten? Das fällt den meisten von uns Getriebenen sogar im Urlaub schwer. Versuche, ehrlich zu sein: Wann hast du das letzte Mal im Zug sitzend nur aus dem Fenster geschaut und die Gedanken fließen lassen, eine wunderschöne Landschaft genossen, ohne sie sofort zu fotografieren? Kannst du deine Social-Media-Accounts oder E-Mails für eine Woche ignorieren? Ich gebe zu: Das alles fällt mir schwer, ich muss viel Achtsamkeit aufwenden, um nicht täglich in die Ablenkungsfalle zu tappen, Yoga und Meditation hin oder her. Auch hier müssen wir lernen, über uns und unsere irre Lebensweise herzlich zu lachen.

Aber es gibt sie noch, diese komische Freiheit, wenn es an einem Tag keinen Plan, keinen Termin, kein Date gibt. Wir können sie uns zurückholen, denn wir haben die Weisheit der Jahrtausende wiederentdeckt und dank der modernen Technologien ist diese für alle verfügbar. Also holen wir uns die Freiräume zurück, erobern wir unser Citta, diesen wunderschönen Geistsee, wie ein unbekanntes, aber spannendes Terrain, auf dem es so viel mehr zu entdecken gibt als auf jedem Smartphone dieser Welt! Denn die Neugier ist das wichtigste Gepäckstück auf unserer Reise nach innen – neben dem Kompass.

MEDITATIONSPRAXIS LEICHTER GEMACHT

Wir tun so, als wäre das Internet ausgefallen. Es tritt ein ungewohnter, von technischen Geräten unbeeinflusster Moment ein, geradezu ein Schwebezustand. Will heißen, wir forcieren diesen Zustand: Schalte bitte dein Smartphone aus oder auf Flugmodus und suche dir einen Platz, an dem du ungestört bist. Nimm dir einen Stuhl, einen Hocker, ein Kissen, oder setze dich einfach auf den Boden. Achte darauf, dass du bequem sitzt, sofern du noch keine jahrelange Yogapraxis hinter dir hast, die dich auf das aufrechte Sitzen in der Meditation vorbereitet hat.

Die größte Hürde beim Einstieg in die Meditation besteht darin, dass das aufrechte und zugleich bequeme Sitzen für die meisten unter uns ein unüberwindbares Paradoxon darstellt. Diese Ausrede lassen wir jedoch nicht gelten, lehn dich einfach an, wenn dein Rücken dir das freie Sitzen noch nicht erlaubt. Am Schmerz in Rücken, Knien oder Nacken darf die Praxis nicht scheitern.

Oft wird in spirituellen Ratgebern empfohlen, man solle eine Meditation immer zur gleichen Zeit am gleichen Ort praktizieren. Das ist im Grunde vernünftig, denn so baust du für dein Nervensystem eine Routine auf, konditionierst dich auf einen neuen Mindset. Allerdings wissen wir aus Erfahrung, dass es Tage gibt, an denen es nicht möglich ist, den Zeitplan einzuhalten. Dann scheue dich nicht, vom Plan abzuweichen und die Meditation zu einem anderen Zeitpunkt und/oder an einem anderen Ort durchzuführen. Empfehlenswert ist es allerdings, jeden Tag einen Spot dafür freizuhalten, denn nur die stetige Übung wird deinen Achtsamkeitsmuskel für den Alltag trainieren.

Wir stellen in diesem Buch zwei sehr alltagstaugliche Meditationen vor. Es gibt allerdings noch eine Unzahl an anderen Meditationsformen, von geführten Meditationen über die wunderbare Metta-Meditation, die du auf Seite 210 f. im Kapitel über den Lebensstil kennenlernen wirst, bis hin zu aktiven Meditationen wie dem achtsamen Gehen oder die dynamischen Osho-Meditationen. Eine Vorstellung all dieser Übungen würde den Rahmen dieses Buches sprengen, aber in diesem Fall sind Internet und Smartphone eine großartige Hilfe: Es gibt verschiedene ausgezeichnete Apps, allen voran Insight Timer, und Anleitungen auf YouTube für Meditationen. Darüber hinaus bieten wunderbare Lehrer wie Deepak Chopra zum Teil kostenlose Online-Kurse an. Alle Tipps und Links findest du natürlich im Anhang.
Für die folgende, sehr leicht durchführbare Meditation dürftest du immer den richtigen Ort und die nötige Zeit finden, denn du brauchst nichts als deinen Atem.

ATEMMEDITATION

Die einfachste Art der Meditation ist die Beobachtung des eigenen Atems. Allerdings gibt es auch hier ein paar Tücken und ich bitte dich, ehrlich und liebevoll zu dir selbst zu sein. Wenn du beklemmende Gefühle verspürst, die du nicht aushalten kannst, zwinge dich zu nichts, Meditation ist keine Olympiade. Das ungewohnte stille Sitzen und die Konzentration auf einen körperlichen Vorgang, wie die Atmung, können sich auch unangenehm und eventuell angstauslösend anfühlen. Dann wäre es besser, du würdest eine angeleitete Meditation ausprobieren, vielleicht sogar in einer MBSR-Gruppe (Achtsamkeitsbasierte Stressreduktion) nach Jon Kabat-Zinn. Tipps und Anregungen findest du im Anhang.
Vielleicht fällt dir zu Beginn das tiefe Atmen schwer, weil deine Atmungsmuskulatur noch nicht flexibel genug ist. Dies macht sich manchmal durch ein leichtes Ziehen um den Schultergürtel bemerkbar, oder du kannst einfach nicht

»in den Bauch« atmen. Mache dir deswegen keine Sorgen, diese Muskeln brauchen etwas Training, mit der Zeit werden sie weicher und dein Atem wird sich von allein vertiefen. Genieße den Vorgang des Atmens, betrachte ihn mit Neugier, als würdest du wie ein Kind zum ersten Mal im Leben feststellen, dass es so etwas Faszinierendes wie den Atem gibt (mehr dazu im Kapitel Atem ab Seite 83).

Wenn du möchtest, kannst du dein Smartphone im Flugmodus als Timer benutzen. Falls du noch keine Meditationserfahrung hast, beginne mit fünf Minuten, und steigere dich mit zunehmender Praxis auf 10, 20 oder 30 Minuten.

Sitze aufrecht und bequem, wenn nötig auch gern auf einem Stuhl mit Lehne, und lege die Hände mit den Handflächen nach oben auf die Oberschenkel. Du kannst die Augen schließen, oder »auf Halbmast« offen lassen, also nur einen kleinen Schlitz zwischen den Lidern öffnen: Licht kommt hinein, aber du kannst keine Einzelheiten sehen.

Atme dreimal tief durch: eine lange Einatmung in den Bauch, die Flanken und den Brustkorb, atme länger aus, zieh den Nabel am Ende der Ausatmung nach innen. Lass die Einatmung von allein kommen, entspanne bei der Ausatmung.

Versuche nun, den Atem nicht weiter zu beeinflussen. Lass ihn kommen und gehen, wie du einen Gast, den du eingeladen hast, zur Türe hineinführst, der etwas verweilt und dann wieder zur Türe hinausgeht. Und schon kommt der nächste Gast.

Gedanken kommen und gehen wie der Atem.

Gefühle kommen und gehen wie der Atem.

Körperliche Empfindungen kommen und gehen wie der Atem.

Alles kommt. Und geht. Und kommt. Und geht.

Wenn zu viele Gedanken oder Gefühle auf dich einstürmen, versuche bei jeder Einatmung zu denken: ICH. Dann denke bei jeder Ausatmung: BIN.

Wenn du Verspannungen oder Schmerzen im Körper spürst, stelle dir vor, wie du dorthin atmest. Einatmend schickst du Aufmerksamkeit dorthin, ausatmend Entspannung.

Verweile in diesem Zustand der Gegenwärtigkeit. Sollten dich Gedanken oder andere Bewegungen des Geistes ablenken, lächle sie an wie alte Bekannte und kehre zur aufmerksamen Beobachtung des Atems zurück.
Wenn du so weit bist (oder der Timer läutet), nimm wie am Anfang der Meditation noch einmal drei tiefe Atemzüge mit verlängerter Ausatmung.
Öffne mit der nächsten Einatmung sehr sanft und bewusst die Augen. Nimm deine Umgebung wahr, als würdest du sie zum ersten Mal in deinem Leben sehen. Schau dich um und entdecke, was dich umgibt, voller Neugier und Freude.
Bewege langsam und bewusst deine Finger, deine Zehen, drehe die Hand- und Fußgelenke. Recke und strecke dich, wenn dir danach ist, und komm wieder in deinen Alltag zurück.

Mit dieser Meditation, egal, ob du Anfänger*in bist oder schon Erfahrung hast, kannst du im Grunde alles ausloten, was dein Citta ausmacht: Du kannst deiner Gedanken, Gefühle und Emotionen gewahr werden, deiner Reaktionen darauf, deiner Gewohnheitsschleifen, die sich im Denken eingeschlichen haben.

Formelle und informelle Praxis

Im Buddhismus wird zwischen formeller und informeller Praxis unterschieden. Die formelle Praxis ist das, was wir oben in der Atemmeditation geübt haben: Du nimmst deinen Meditationsplatz ein und folgst den Anweisungen. Die folgende Meditation kannst du aber auch »informell« praktizieren, das heißt fernab des Meditationskissens oder -stuhls, auf dem du sonst übst. Es empfiehlt sich, trotzdem ein paar Wochen formell zu üben, bis du ganz entspannt und unauffällig in der U-Bahn sitzend meditierst. Dies gilt im Übrigen auch für die obige Atemmeditation: Wenn du dich damit wohl fühlst, kannst du sie überall durchführen – so entsteht Achtsamkeit: Du baust den meditativen Mindset informell in deinen Alltag ein.

Mit der nächsten Meditation steigen wir tiefer ein und erforschen unsere Wahrnehmung. In diesem Fall wenden wir uns dem Hören zu. Zum neugierigen Betrachten unseres Hörsinns gesellt sich nun das Bewusstsein für den Atem dazu, das du in der vorigen Meditation schon geübt hast.

HÖRMEDITATION

Setze dich möglichst aufrecht und entspannt an deinen Meditationsplatz. Es empfiehlt sich, die Augen zu schließen, damit du dich besser auf den Hörsinn konzentrieren kannst. Wenn du möchtest, kannst du dir kurz die Ohren massieren: Greife mit den Händen die Ohrläppchen und ziehe sie sanft lang, massiere am äußeren Rand der Ohren nach oben und innen in der Ohrmuschel wieder zurück. Lasse die Hände mit den Handflächen nach oben auf die Oberschenkel sinken und lausche den Geräuschen in deiner nächsten Umgebung: Stimmen, Schritten, Geschirrklappern, Gelächter, Geschrei, Hundegebell, quietschende Türen, Musik – was auch immer an dein Ohr dringt.
Versuche, die Geräusche nicht anhand ihrer Quelle näher zu definieren und dadurch festzuhalten. Du kannst sie mit einem »Aha, ein Hund« oder »Aha, ein Auto« weiterziehen lassen.
Wenn Assoziationen oder Gedanken dich ablenken wollen, konzentriere dich auf deinen Atem. Empfange den Atemgast, lass ihn ein und verabschiede ihn wieder.
Die Geräusche sind wie ein Hintergrundrauschen, sie haben keine Bedeutung, sie sind einfach da.
Atme bewusst. Der Atem verankert dich im gegenwärtigen Moment.
Nun beginne zu pendeln zwischen dem Hören und der Aufmerksamkeit auf den Atem.
Du hörst, was von außen zu dir kommt, du nimmst es auf und lässt es wieder ziehen.
Du atmest die Luft von außen ein, nimmst sie auf und lässt sie wieder ziehen.

Außen wird innen und innen wird wieder außen. Du bist ein Teil dieser Welt, sie ist dort draußen, sie ist auch innen, du nimmst sie auf, aber du kannst sie auch wieder loslassen.
Die Geräusche sind da, und sie bleiben da. Dein Gewahrsein ist da und es bleibt da. Der Atem ist da und er bleibt da.
Vielleicht gelingt es dir irgendwann, den Atem und die Geräusche gleichzeitig wahrzunehmen, ohne zwischen ihnen hin und her zu pendeln.
Frage dich: Wo ist die Grenze zwischen innen und außen?
Verweile hier, solange es dir guttut. Dann öffne langsam und bewusst die Augen und nimm deine Umgebung wieder optisch wahr.
Kannst du einen Unterschied feststellen? Wie hörst du jetzt? Ist etwas anders als vorher?
Notiere deine Gedanken.

Neugierig und schonungslos offen

Am Ende dieser Meditation stellen wir uns Fragen – die du natürlich beliebig erweitern kannst. Mache dir kleine gedankliche oder auch gern schriftliche Notizen auf Papier über das, was sich ändert, wenn du praktizierst. Stelle dir neugierige Fragen, erforsche deine Aufmerksamkeit, deine Wahrnehmung, deine Gedanken. Du brauchst keine Tabus beachten, es gibt keine, außer, du hast sie dir selbst auferlegt. Das gehört explizit zur spirituellen Praxis: schonungslose Offenheit dir selbst gegenüber, gepaart mit liebevoller Aufmerksamkeit. Sei dir selbst die beste Freundin, der beste Freund.
Spiritualität ist nicht das einsame in der Höhle vor sich Hinmeditieren, Spiritualität ist mitten im Leben, in deinem Leben, Spiritualität ist die bedingungslose Hinwendung zur Wirklichkeit und die großartige Möglichkeit, diese Wirklichkeit lieben zu lernen. Nichts ist der Spiritualität ferner als Jammern, Selbstmitleid, die Verantwortung abzuschieben und alles Schlechte ins Außen zu projizieren. Was nicht bedeutet, dass du nicht auch

mal jammern oder gnadenlos projizieren darfst. Das Faszinierende an einem achtsamen Mindset ist, dass dir die eigenen Ausflüchte in Sekundenschnelle bewusst werden.

Im Laufe dieses Buches wirst du feststellen, dass sich die Spiritualität wie ein roter Faden durch alle zehn Aspekte zieht und die Praxis nicht an dieser Stelle endet. Deswegen haben wir dieses Kapitel an den Anfang gestellt: Mit einem spirituellen Mindset kann dein Leben nur gelingen, weil du die Verantwortung und Kontrolle über deine innere Befindlichkeit übernimmst.

SINNSTIFTENDE TÄTIGKEITEN

Wenn du dich mit der Struktur deines Geistes befasst, indem du meditierst und schrittweise Achtsamkeit in deinem Alltag kultivierst, wirst du beginnen, vieles in deinem Leben zu hinterfragen. Keine Angst, es wartet keine ausgewachsene Krise auf dich, aber es kann durchaus passieren, dass du einiges in einem anderen Licht sehen wirst, je mehr du dich mit dem neuen Mindset und den noch folgenden neun Aspekten beschäftigst. Apropos Beschäftigung: Ein zentrales Lebensthema ist natürlich auch das, womit du am meisten Zeit verbringst. Das kann der Beruf sein, aber auch die Elternschaft oder die Pflege Angehöriger. Wir umschreiben dies mit dem Wort »Tätigkeit«, sei sie nun bezahlt oder unbezahlt, angestellt oder selbstständig, ehrenamtlich oder einfach den privaten Umständen geschuldet.

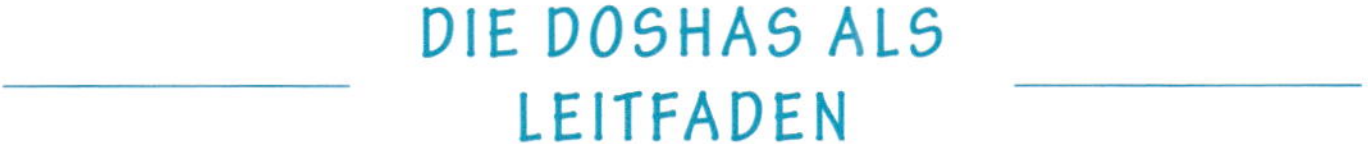

DIE DOSHAS ALS LEITFADEN

Viele von uns haben das Gefühl, in einer Tätigkeit gefangen zu sein: Vielleicht hast du dich nicht freiwillig für einen Beruf entschieden, sondern deinen Eltern damit einen Gefallen getan? Oder du scheust das Risiko, einen inzwischen ungeliebten Job aufzugeben, weil er dir finanzielle Sicherheit bietet? Vielleicht wärst du lieber Keramikerin, arbeitest aber in einer Bank, weil du eine Familie ernähren musst? Es gibt leider viele Möglichkeiten, den Großteil der uns geschenkten Lebenszeit mit etwas zu verbringen, das uns keine Freude bereitet. Manchmal zwingen uns die Umstände dazu, manchmal haben wir auch einfach nicht den Mut, etwas zu verändern.

Oft sind wir aber die Gefangenen unseres eigenen Geistes, der Veränderungen nicht leiden kann. Den Job kündigen, der fiesen Kollegin die Meinung sagen, den Weiterbildungskurs oder ein Sabbatical machen – das sind alles Rechnungen mit einer bis mehreren Unbekannten. Yoga und Ayurveda haben eine bestechend einfache Antwort: Lerne dich in der Tiefe kennen, dein(e) Dosha(s), dein Prakriti, lerne die Struktur deines Geistes kennen, die Gunas, dann werden dir viele Entscheidungen leichter fallen, weil sie deinem wahren Selbst entsprechen.

DOSHAS UND LEBENSSTIL

In der japanischen Philosophie gibt es einen wunderschönen Begriff, der »die Motivation, morgens aufzustehen« beschreibt: *Ikigai*. Dabei geht es um das Warum, aber auch das Wie und Was. Was macht dich wirklich glücklich, was motiviert dich, jeden Morgen wieder die Rajas-Power zu haben, um deinen Tag zu beginnen? Was hält dich im Innersten zusammen? Das sind zentrale Fragen, die uns wirklich beschäftigen sollten. Es gibt zahlreiche Techniken, Praktiken und Hilfsmittel, mit deren Unterstützung du dies herausfinden kannst, abgesehen vom puren Leben und von den Erfahrungen, die du dabei machst.

Im Ayurveda gibt es die Doshas (siehe Seite 19 ff.), die deine Konstitution, deine körperliche Grundstruktur bestimmen. Aufgrund dieser Konstitution kannst du herauslesen, wie du deinen Alltag verbringen solltest, damit es dir körperlich und – da beides zusammenhängt – auch seelisch gut geht. Um dein(e) Dosha(s) kennenzulernen, kannst du einen der im Anhang (siehe Seite 220) aufgeführten Tests im Internet machen. Empfehlenswerter ist es allerdings, eine in Ayurveda ausgebildete therapeutische Fachkraft aufzusuchen, da die Tests erfahrungsgemäß zu vielen Missverständnissen führen können. Der Expertenblick von außen bringt dich schneller und zuverlässiger auf den Weg zu deiner Urnatur.

Der Vata-Typ zum Beispiel braucht aufgrund seiner enormen geistigen und körperlichen Beweglichkeit die Möglichkeit, sich physisch und mental auszutoben. Ein Job mit einer sitzenden oder monotonen Tätigkeit wäre für ihn auf Dauer ungesund. Allerdings sollte Vata ein goldenes Mittelmaß einhalten: Zu viel Abwechslung, zu viel Aufregung und Schnelligkeit würden die Tendenz zu trockener Haut, Nervosität und Stresssymptomen, bis hin zu vatatypischen Erkrankungen der Gelenke oder Verdauungsprobleme, zusätzlich stärken. Es ist für alle Doshas, aber besonders für Vata enorm wichtig, regelmäßige Mahlzeiten einzunehmen, warm und nährend, und genug Schlaf zu bekommen, am besten zwischen 22 und 6 Uhr morgens.

WENN VATA MIT DIR SALSA TANZT

In unserer leistungsorientierten und hektischen Welt sind Vata-Störungen weit verbreitet, denn egal, welche Doshas eigentlich deine Prakriti bestimmen, wir alle leiden unter Ruhe- und Rastlosigkeit. Ich kann ein Lied davon singen: Eigentlich als Pitta-Vata-Girl geboren, hat mich mein jahrzehntelanger, ungesunder und schneller Lebensstil oft aus der Kurve geschleudert. Vata-Störungen wie Licht- und Lärmempfindlichkeit mit Migräne, Tinnitus, Kreislaufprobleme, Schlafstörungen und depressive Zustände begleiteten mich jahrelang. Der Grund für diesen unregelmäßigen Lebensstil war meine Tätigkeit als Sängerin: viele Reisen, spät ins Bett, kaum Ruhepausen, existenzielle Sorgen. Ich folgte zwar meinem Ikigai, aber hatte wichtige Dinge aus den Augen verloren, die meiner Physis und Psyche zuträglich, ausgleichend und auch möglich gewesen wären, zumindest mit etwas liebevoller Disziplin. Denn erst als ich zu einem regelmäßigeren Lebensstil fand, mehr Yoga und Meditation in mein Leben integrierte, hauptsächlich warme Mahlzeiten zu mir nahm und auf Kaffee verzichtete, mir Ausdauersport wie Laufen zur Gewohnheit machte und nicht nach 22 Uhr ins Bett ging, besserten sich die Symptome und verschwanden schließlich komplett. Dennoch ist es wichtig zu verstehen, dass nur eine gründliche Anamnese deines oder deiner Dosha(s) sinnvoll ist: Nicht immer, sondern nur sehr häufig ist das Vata aus der Balance geraten. Um nicht ins Blaue zu therapieren, ist es essenziell, einen Ayurvedatherapeuten aufzusuchen (siehe Link zum Ayurveda-Verband im Anhang).

Mindset schlägt Tätigkeit

Was ich damit sagen möchte, sind zwei Dinge: Auch wenn du eine sinnstiftende Tätigkeit in deinem Leben gefunden hast, kann dein Mindset dir einen Strich durch die Glücks-Rechnung machen. Du kannst dich, bei einem noch so erfüllten Berufs- oder Privatleben, gehetzt und ruhelos fühlen, von inneren Dämonen gejagt und von alten Verletzungen daran gehindert werden, das Leben zu genießen. Du kannst vortrefflich in deinem Kopf und deinen Gedanken stecken bleiben, sodass das Glück an dir vorbeizieht, ohne auch nur zu winken.

Deswegen heißt es immer wieder »zurück auf Los«. Wir appellieren an dich: Es ist wichtig, sich um alle zehn Aspekte zu kümmern, aber zuerst eine spirituelle Praxis zu etablieren, damit du einen achtsamen und liebevollen Zugang zu dir selbst findest. Aus persönlicher Erfahrung kann ich dir darüber hinaus ans Herz legen, gerade wenn alles in deinem Leben dufte zu sein scheint und du trotzdem nicht glücklich bist: Nimm Psychotherapie in Anspruch. Wenn du dich nicht selbst erforschst, ob mit oder ohne professionelle Hilfe, wirst du deine inneren Zusammenhänge nicht verstehen, nicht spüren und letztendlich nicht wissen, was dir guttut.

SELBSTVERGESSEN IM FLOW

Es gibt ein sehr schönes englisches Wort, das den Zustand beschreibt, wenn wir in einer Tätigkeit so sehr aufgehen, dass wir uns selbst, unsere Sorgen, unsere Schmerzen oder Ängste komplett vergessen: Flow. Der Flow ist das, was kleine Kinder so wunderschön demonstrieren, wenn sie in ihr Spiel versunken sind. Wenn sie vor lauter vergnügtem Planschen im kalten Wasser nicht merken, dass sie frieren, und ihre Lippen schon dunkelblau sind, oder wenn sie sich ausführlich mit ihren Puppen oder Kuscheltieren unterhalten, völlig absorbiert in entzückenden Geschichten. Der ungarische Wissenschaftler Mihail Csikszentmihalyi (ausgesprochen: Tschiksentmihail) war der Erste, der diesen Flow erforschte. In seiner Flow-Theorie führt der Wissenschaftler sechs Merkmale an, die den Zustand kennzeichnen:

- Intensive und fokussierte Konzentration auf die Tätigkeit
- Verschmelzung von Handlung und Bewusstheit
- Verlust des reflexiven Ich (Selbstvergessenheit)
- Gefühl der Kontrolle über das eigene Tun
- Die Tätigkeit an sich wird als lohnend erlebt
- Verzerrte Zeitwahrnehmung

Dabei darf die Tätigkeit weder über- noch unterfordern, damit der Zustand erreicht wird. Dies erinnert doch sehr an den Zustand, den Patañjali in seinem ersten Yoga Sutra beschreibt: *yogas citta vritti nirodha* (Yoga beruhigt die Bewegungen des Geistes). Auch diese Theorie hat natürlich einen Haken, wie alle Theorie: Wir können nicht den ganzen Tag völlig selig durch die Gegend flowen. Egal, welche Tätigkeit wir ausüben, es gibt selbst beim schönsten Job auch die langweiligen, drögen, nervigen oder anstrengenden Momente, und die Steuererklärung muss trotzdem gemacht werden. Im Grunde ist es jedoch nicht wichtig, was wir tun – so gesehen, kannst du auch beim Kochen oder Spazierengehen in den Flow eintreten –, sondern eher, wie wir es tun und auch mit wem. Der erste Teil betrifft deinen Mindset, der zweite Teil etwas ebenso Wichtiges, das wir im nächsten Kapitel betrachten werden: deine Beziehungen. Denn was nützt der Traumjob, wenn die Kolleg*innen einfach unerträglich sind?

TRAUMJOB ODER TRAUMHOBBY?

Um hier nicht in die heute überall lauernde Optimierungsfalle zu laufen: Wir müssen und können nicht alle hochbezahlte Traumjobs haben, Künstler*innen von grandioser Kreativität sein, alle Talente und Potenziale bis zum Anschlag ausschöpfen. Es ist auch okay, einen ganz »normalen« Beruf zu haben – ich habe schon so viele freundliche und hilfsbereite Verkäuferinnen, Zahnarzthelferinnen, Pfleger, Kaminkehrer, Paketzusteller und Sachbearbeiterinnen erlebt, die innerlich von einem liebevollen Strahlen erfüllt waren, das nach außen reflektierte. Diese Menschen sind motiviert und zugewandt, sie vermitteln das Gefühl, dass sie gerne helfen, unterstützen und genau jetzt an dieser Stelle sein wollen.

Es ist also nicht ausschlaggebend, was du tust, sondern wie und mit wem. Deswegen kann es überaus erfüllend sein, einem nicht ganz so glamourösen Beruf nachzugehen, dafür aber ein Hobby mit tiefer Leidenschaft und vielen Flow-Erlebnissen zu betreiben. Die Motivation für den Job kann sein, das Hobby zu finanzieren oder verstärkt eine der so wichtigen und wertvollen ehrenamtlichen Aufgaben für das Gemeinwohl zu übernehmen. Am besten machst du zusätzlich Yoga-Asanas (Körperübungen), denn dabei kannst du auch Flow erleben – dazu später mehr im Kapitel zur angemessenen Bewegung.

Der Satz »Wenn du eine Tür schließt, geht eine andere auf« kann sich bewahrheiten. Ich habe in meinem Leben schon unzählige Male den Sprung ins Ungewisse gewagt, und bin dabei immer halbwegs weich gelandet. Wir leben privilegiert in einem Land, das dich auch nicht durch das soziale Netz fallen lässt, wenn du kein oder nur wenig Geld hast, um dich vorübergehend über Wasser zu halten. Es gibt Hilfen für Unternehmer*innen, Unterstützung, wenn du gemobbt wirst, deinen Job verlierst oder kündigst, Beratungsstellen, kostenlose Therapiemöglichkeiten und so weiter. Und es gibt hoffentlich Menschen in deinem Leben, die dich unterstützen. Dazu wird Volker dir im nächsten Kapitel mehr erzählen.

Wähle dein Modell

Manchmal setzen uns natürlich unsere Lebensumstände gewisse Grenzen. Damit meine ich nicht nur die ökonomische Situation, sondern auch die kulturellen und sozialen Bedingungen, in denen wir aufgewachsen sind und leben. Viele Konventionen halten wir heute noch, vielleicht unbewusst, für unerlässlich und normal: Das Leben in einer Zweierbeziehung, einen »ordentlichen« Beruf erlernen und ihn bis zur Rente ausüben, angestellt sein, eine Familie gründen, ein Haus bauen. Je nach Kulturkreis ist die geschlechtliche Rolle oder sexuelle Ausrichtung festgelegt, und jede Normabweichung wird von der Gesellschaft sanktioniert.

Keine Frage: Wir wollen und müssen dazugehören, das ist unser archaisches Programm. Der Ausstoß aus der Gemeinschaft bedeutete für unsere steinzeitlichen Vorfahren den sicheren Tod durch Verhungern und/oder Erfrieren. Dieses Programm ist in unserem Nervensystem festgelegt, ob wir das wollen oder nicht. Aber, wie wir nun wissen, können wir über unseren Mindset bestimmen und entscheiden, Konventionen zu folgen oder eben nicht. Dann werden wir auch den »Tribe« finden, in den wir perfekt hineinpassen, mit Menschen, die einen ähnlichen Mindset haben. Wir brauchen schließlich andere Menschen und das Gefühl von Zugehörigkeit, darauf sollten und können wir nicht verzichten.

Außerdem, und das vergessen wir häufig: Die meisten Entscheidungen können revidiert werden. Wichtig für ein Gefühl der Erfüllung ist vielmehr, überhaupt eigene Entscheidungen zu treffen. Mit dem Lesen dieses Ratgebers hast du zum Beispiel schon eine Entscheidung getroffen: Du interessierst dich offensichtlich dafür, was es bedeuten könnte, ein dir entsprechendes, glückliches Leben zu führen. Du bist bereit, dich und dein Leben zu überdenken, nach innen zu schauen und dich in der Tiefe kennenzulernen. Das ist die allerbeste Ausgangslage, um ein Leben zu führen, das dir und nicht den Erwartungen anderer entspricht. Erlaube dir, Neues zu wagen, vieles auszuprobieren. Du musst nicht bei einmal getroffenen beruflichen oder privaten Entscheidungen bleiben. Wir verändern uns, sind Prakriti, dem dürfen und müssen wir folgen, um glücklich zu sein.

IMPULSE SIND ZEICHEN FÜR DIE SEELE

Das Folgende gilt nicht für jede und jeden, aber vermutlich für viele: Ich habe von meinen freiheitsliebenden und weltoffenen Eltern viele Impulse erhalten. Sie haben mir vorgelebt, dass es am wichtigsten ist, eine Beschäftigung zu finden, die mir Spaß macht, und es muss nicht nur eine einzige sein. Reiten, Tanzen, Schreiben, Skifahren, Schwimmen, Singen, Lesen, Musik hören, Fotografieren, Gitarre spielen, Reisen, Schauspielern, das alles und mehr durfte ich ausprobieren. Trotzdem hatte ich nach dem Abitur nicht die leiseste Ahnung, was ich mit meinem Leben anfangen sollte. Das lag nicht etwa daran, dass mir nichts einfiel, sondern eher daran, dass ich zu viele Ideen hatte (typisch Vata).

SYNCHRONIZITÄT

Als Impulse bezeichne ich hier meist äußere Ereignisse, die dich inspirieren können, etwas zu tun, auszuprobieren, eine Entscheidung zu treffen, eine Reise zu machen – es gibt Millionen von Möglichkeiten. Manchmal äußert sich ein Impuls nicht so deutlich, dann entscheidet vermutlich das Universum oder wer auch immer dafür, dir einen Schubser zu geben. Das wurde von dem Psychoanalytiker C. G. Jung als Synchronizität bezeichnet: Jung geht von einem inneren Zustand aus, der ohne kausalen Bezug äußere Ereignisse in Zusammenhang bringt. Ein triviales Beispiel: Du willst dir ein

rotes Auto kaufen, deine Aufmerksamkeit wird auf rote Autos gelenkt und fortan siehst du überall rote Autos, obwohl es nicht mehr als vorher auf den Straßen gibt.
Ich habe für mich eine innere Regel aufgestellt: Wenn mir ein Thema, ein Mensch oder ein Begriff dreimal in kurzer Zeit (meist innerhalb einer Woche) begegnet, sollte ich dem nachgehen. Manchmal ist der einmalige Impuls aber so stark, dass ich dem gar nicht ausweichen kann. Ich muss dann sofort einen Kurs belegen, jemanden fragen, der sich damit auskennt, ein Buch kaufen, im Internet recherchieren.
Um dir ein paar Tricks zum Erkennen von Impulsen zu verraten und nun zur Tat zu schreiten, stürzen wir uns in die Praxis.

IMPULSE FÜHLEN

Um wirklich zu erkennen, wann ein Impuls von außen kommt, der für dich ein Zug zum Aufspringen sein könnte, musst du »nur« in deinen Körper hineinhorchen. Dafür ist diese Achtsamkeitsübung ein mehr als nützliches Werkzeug. Am besten meditierst du, bevor du diese Übung angehst. Ich bekomme zum Beispiel eine Gänsehaut und/oder Herzklopfen, wenn der Impuls für mich wichtig ist. Dann weiß ich, ich muss losmarschieren und ihm folgen.
Dieses Körpergefühl kannst du auf verschiedene Arten üben, aktiv oder passiv. Am besten baust du diese Praxis mehrmals in dein Tagesprogramm ein. Sie hat nicht nur den Effekt, dass du Impulse besser wahrnehmen wirst, sondern du kannst bei Bedarf das Feuer der Motivation und Freude in dir neu entfachen, solltest du dich müde oder ausgelaugt fühlen.

IMPULSE AKTIV KULTIVIEREN:

Suche dir eine Beschäftigung aus, von der du bereits weißt, dass du sie absolut gern ausführst. Das kann Kochen oder Putzen sein, Klavier spielen oder Malen,

Spazierengehen, Schokolade essen oder deinen Lieblingsfilm anschauen. Keine Beschäftigung ist mehr wert als die andere, du musst weder kreativ noch fleißig sein, sondern sie soll dir Spaß machen. Du wirst diese Beschäftigung allerdings nicht ausführen – zumindest nicht in dieser Übung:
Setze dich an einen ruhigen Ort, am besten deinen Meditationsort und schließe die Augen.
Stell dir deine Beschäftigung vor, wie du dich darauf vorbereitest, wie du dich in Bewegung setzt, um zu tun, was dir Freude bereitet.
Spüre in dich hinein: Wo kannst du eine körperliche Empfindung wahrnehmen?
Benenne den Ort dieser Empfindung: Bauch, Brustkorb, Hände, Rücken ...
Benenne die Empfindung: Kribbeln, Jucken, Wärme, Kitzeln – was auch immer du im ersten Moment fühlst, ist richtig.
Wenn Gedanken analysieren wollen, was du empfindest, oder du dich verurteilst für das, was du fühlst, lass all das ziehen, verstricke dich nicht. Fokussiere dich stattdessen auf deinen Atem, deinen inneren Anker, und dann wieder auf die körperlichen Empfindungen.
Alles ist okay, du darfst innerlich abdriften, die Hauptsache ist, du findest wieder zurück und kannst in dir vor Anker gehen.
Bleibe bei den Empfindungen und koste sie aus, verteile sie in deinem gesamten Rumpf, in deine Arme und Beine, Hände und Füße. Fülle dich auf mit der Energie deiner Begeisterung.
Genieße das Vibrieren in deinem Körper, solange du möchtest.
Wenn du bereit bist, atme tief ein und öffne behutsam wieder die Augen.
Natürlich kannst du deine Lieblingsbeschäftigung jetzt aufnehmen, wenn du das möchtest und es möglich ist.
Zum Gegencheck kannst du dir auch etwas vorstellen, das du nicht so gern magst. Es sollte nur nichts wirklich Furchtbares sein, nur eine kleine Abneigung. Bei mir wäre das zum Beispiel Bügeln ... Dann beobachtest du auf dieselbe Weise, wie sich dein Körper dabei anfühlt. So lernst du deine ureigensten Reaktionen auf Zu- oder Abneigung kennen.

IMPULSE ERKENNEN:

Diese Variante wirkt zunächst passiv, weil du hier auf Impulse wartest, ohne dir etwas vorzustellen. Du nimmst die aktive Übung ins tägliche Leben mit und weitest sie aus. Beobachte deine Empfindungen, wenn du etwas siehst, was deine Aufmerksamkeit in den Bann zieht. Das kann jede Sinnesempfindung sein: ein Geräusch, ein Duft, ein Anblick, eine Berührung, ein Geschmack. Mit der Zeit wirst du sehr viel Übung darin entwickeln, kannst deinen Atemanker auswerfen und musst dich nicht mehr konzentrieren, sondern spürst deine Empfindungen in Bruchteilen von Sekunden. Du konditionierst dein Nervensystem auf Achtsamkeit, und fokussierst damit deinen Mindset in eine spirituelle Richtung.

Wenn du schon etwas mit dieser Methode herumgespielt hast, weite sie auch auf die Menschen aus, die du triffst. Beobachte deine körperliche Reaktion auf Personen, denen du begegnest. Versuche, Gedanken von körperlichen Empfindungen zu unterscheiden und wert- und vorurteilsfrei zu bleiben, beziehungsweise zu erkennen, wann du wertest und urteilst. Kehre immer wieder zum Atembewusstsein und zur Empfindung zurück, wenn Gedanken und Konzepte dich zu überfluten drohen. Du kannst mit Menschen in deinem direkten Umfeld beginnen, mit dem Partner, Familienmitgliedern, ArbeitskollegInnen. Dann kannst du die Beobachtungen auf Leute ausdehnen, die du mehr oder weniger zufällig triffst: die Nachbarin, den Verkäufer im Supermarkt, Menschen in der U-Bahn. Aber dosiere deine Beobachtungen, damit du dein Nervensystem nicht überstrapazierst.

NEUGIERTAGEBUCH UND VISION BOARD

Während der Pause kannst du die Gelegenheit nutzen zu reflektieren, wie bunt und reich das Leben doch ist. Manchmal vergessen wir das, wenn wir im Auto-

piloten durch unser Leben rauschen und funktionieren, ohne uns selbst und andere wahrzunehmen. Wenn wir beginnen, nach innen zu lauschen und den Moment begrüßen, der sich gerade in und vor uns entfaltet, nehmen wir wieder die unglaubliche Fülle wahr, die uns umgibt. Ich werde jetzt nicht mit dem guten alten Dankbarkeitstagebuch ankommen, das wurde schon ordentlich strapaziert, auch von mir. Aber wenn du magst, kannst du dir natürlich ab und zu aufschreiben, wofür du dankbar bist.

Hier noch ein neuer Vorschlag: Ich führe inzwischen kein Dankbarkeits-, sondern ein sinnliches Neugiertagebuch: Dort notiere ich alles Neue, was ich sehe, höre, empfinde, rieche oder fühle, alle Ideen, die mir durch den Vata-Kopf hüpfen, seien sie auch noch so abwegig. Für mich ist die Neugier die wichtigste Power nach der Achtsamkeit: Mit frischem, neugierigem Geist erfährst du am meisten über die Welt und das auch noch mit unglaublich viel Spaß.

Eine andere Möglichkeit, Impulse, Ideen und Inspirationen zu kultivieren, ist das Vision Board: eine gut erprobte Methode, seinem Ikigai näher zu kommen. Durch ein Vision Board holst du dir auf magische Weise deine Träume in die Realität, indem du sie ganz handfest bebilderst und jeden Tag vor Augen hast, sozusagen deine ganz eigene Vision der Zukunft, die du dir wünschst.

Dafür brauchst du eine große Pappe, die du bekleben und irgendwo in täglicher Sichtweite platzieren kannst. Ich habe zum Beispiel ein paar Monate lang Bilder und Sätze oder Wörter aus einer sehr dekorativ-schönen spirituell angehauchten Zeitschrift und einem Architekturmagazin ausgeschnitten – zusammen mit Blumenbildern aus dem Pflanzenkatalog des Gartenmarkts um die Ecke. So tummelten sich auf meinem Vision Board Wörter wie OM, Spirit und Meditation neben Bildern von üppigem Lavendel und einem Holzhaus an einem See in den Bergen.

Doch bleibe nicht beim Betrachten deiner kreativen Collage, achte weiterhin auf Impulse, informiere dich über die Möglichkeiten, deine Träume zu verwirklichen und sprich mit anderen, die es schon getan haben. Fülle dein Vision Board mit Leben, indem du deinen Mindset ausrichtest. Einiges von meinem Board habe ich übrigens erfolgreich in mein Leben gezogen, manches quasi im Handumdrehen, anderes hat etwas mehr Zeit gebraucht, ein Ding wartet noch auf Erfüllung. Oder ich auf den Impuls.

Im nächsten Kapitel wendet sich Volker dem dritten großen Einstiegsthema zu: den Beziehungen.

ERFÜLLTE BEZIEHUNGEN

»Nahrung ist die Nahrung des Körpers; Liebe ist die Nahrung der Seele.«

– DR. VASANT LAD

Beziehungen sind ein fester Bestandteil in unser aller Leben. Im ersten Moment verstehen wir eine Beziehung zumeist als Dualität, im Sinne von zwei Personen, die daran beteiligt sind. Wir denken dabei an den Lebenspartner, Freunde, Familienmitglieder, Kollegen, also andere Menschen. Viele von uns haben auch zu ihren Haustieren wie Hunden oder Katzen wichtige Beziehungen. In jedem Fall geht es um eine emotionale Bindung zu einem anderen Wesen.

Ebenso können wir feststellen: Für den Aufbau und die Aufrechterhaltung einer Beziehung sind Vertrauen und Verständnis wesentlich. In der Beziehung zu Tieren, die rein ihren Instinkten und Trieben folgen, kann man das besonders intensiv erleben. Ich selbst bin mit Hunden aufgewachsen und seit einigen Jahren begleiten mich Pferde. Deshalb weiß ich, dass ein echtes Miteinander ohne Verständnis der Eigenarten dieser Wesen und ohne gegenseitiges Vertrauen nicht möglich ist. Dasselbe gilt natürlich auch für zwischenmenschliche Beziehungen.

VERSTÄNDNIS ALS GRUNDLAGE FÜR BEZIEHUNGEN

Werfen wir zunächst einmal einen Blick auf das, was man als Erstes mit dem Begriff Beziehung assoziiert: die klassische Partnerschaft, in der zwei Menschen sich bewusst für ein gemeinsames Leben entscheiden. Hier treffen zwei Urnaturen, im Ayurveda Prakriti genannt, aufeinander, die ihre ganz individuellen Eigenheiten mitbringen. Die Herausforderung, Verständnis für die eine oder andere Eigenart des Partners aufzubringen, ist dir sicherlich nicht unbekannt. Hier sollten wir darauf achten, Verstehen nicht mit Verständnis zu verwechseln. Während man etwas nur verstehen kann, wenn man es aus dem eigenen Erleben kennt und es gefühlsmäßig nachvollziehen kann, geht es beim Verständnis mehr um die Akzeptanz von Dingen, die man eben nicht aus eigener Erfahrung kennt und möglicherweise nicht direkt nachvollziehen kann. Insofern bedeutet Verständnis nicht, dass wir immer alles hundertprozentig verstehen können. In diesem Fall ist für ein gutes Miteinander die Verständnisfähigkeit viel wichtiger, da sie uns in die Lage versetzt, den anderen mit all seinen Eigenarten akzeptieren zu können.

Mit der Idee der Doshas bietet der Ayurveda eine Hilfestellung, Verständnis für die Eigenschaften und Eigenheiten des Gegenübers zu schaffen. Das ist wichtig als eine der Grundvoraussetzungen für eine erfüllte und vertrauensvolle Paarbeziehung: die Fähigkeit zu verständnisvollem Zuhören und wertschätzendem Austausch. Man könnte an dieser Stelle Ayurveda als Toleranz- oder Verständnis-Katalysator bezeichnen.

ACHTSAMKEIT IN BEZIEHUNGEN

Eine liebevolle Partnerschaft gibt uns Sicherheit. In der Bibel heißt es bei Matthäus 18,20: »Wo zwei oder drei in meinem Namen versammelt sind, da bin ich mitten unter ihnen.« Hier wird gerade die Bedeutung der direkten Begegnung als Präsenz des Göttlichen beschrieben. Das finde ich ein wunderschönes Bild für eine gesunde Beziehung. Sie nährt uns auf allen Ebenen und wirkt sich dadurch harmonisierend auf die Doshas aus. Wer liebt, ruht im Optimalfall friedvoll in sich selbst, befindet sich also im Zustand von Svastha.

Im Ayurveda liegt der Fokus bei Beziehungen auf einem gemeinsamen Bewusstsein, das sich vor allem auf die gemeinsame Entwicklung konzentriert. Werte wie Liebe, Mitgefühl, Wahrheit, Schönheit, Kreativität, Inspiration, Empathie, Freundlichkeit, Frieden und inneres Wachstum nähren eine Beziehung. Sie zu leben und das Gegenüber im Blick zu haben und einzubeziehen, ist eine lehrreiche Aufgabe. Das bedeutet aber auch, stets wachsam und aufmerksam zu bleiben. Gerade, wenn die Stimme deines Egos mal wieder fragt: »Und wo bleibe ich?«

Das Ego achtet stets auf seine Bedürfnisse und Wünsche, und zwei Egos mit konkurrierenden Absichten können auf Dauer keine harmonische Beziehung eingehen. Achtsamkeit in der Partnerschaft bedeutet nicht, in dem anderen aufzugehen und als Individuum zu verschwinden. Die Kunst liegt vielmehr darin, den Partner im Blick zu behalten und einen gemeinsamen Weg zu beschreiten, auf dem sich beide gemäß ihrer Natur entwickeln können. So gibt es weniger Versuchungen, egoistisch zu sein. Mit den Empfehlungen zu Ernährung, Bewegung und Gesundheit mithilfe von Meditation, Atemübungen und Ritualen schenkt uns der Ayurveda genau das, was ein gestresster Mensch in modernen Zeiten für mehr Selbstliebe und heilsame Beziehungen benötigt: innere Ruhe. Geistig und körperlich.

WIE KÖNNEN DOSHAS IN DER BEZIEHUNG HELFEN?

Wir alle haben unsere individuelle Dosha-Kombination. Je nach Dominanz eines Doshas zeigen wir auch in Beziehungen die entsprechenden Tendenzen:

Vata-dominierte Typen sind enthusiastisch, schnell, kreativ und ausdrucksstark. Sie werden meist als charmant beschrieben und gewinnen schnell Zuneigung. Sie lernen schnell, vergessen ebenso schnell und können leicht erkalten. Wenn sie im Gleichgewicht sind, sind sie eine inspirierende Begleitung mit erstaunlichem Intellekt. Geraten sie jedoch aus dem Gleichgewicht, ist die Wechselhaftigkeit und Unberechenbarkeit dieser Typen oft eine Herausforderung für den Partner. Sie können in Windeseile gestresst, nervös und besorgt sein.

Pitta-dominierte Typen sind feurig und leidenschaftlich. Sie haben sehr hohe Ansprüche an Disziplin, Ordnung und Zuverlässigkeit. Sie müssen und wollen etwas erreichen, in allen möglichen Bereichen ihres Lebens. Diese Erwartungshaltung haben sie nicht selten auch gegenüber ihrem Partner. Im Gegenzug spornen sie an und lieben selbst die Herausforderung. Mit einem Pitta-dominierten Typ an der Seite kann man viel bewegen und auch viel Spaß haben. Wenn sie jedoch nicht im Gleichgewicht sind, können sie schnell wütend werden, in den Kampf-Modus verfallen oder auch kontrollierend und wettbewerbsorientiert sein. Nicht selten versuchen sie dann sogar, ihren Partner zu übertreffen. Um einen aus dem Lot geratenen Pitta zu besänftigen, hilft häufig schon ein wenig Geduld, Mitgefühl und Freiraum (zum Dampf ablassen).

Auch das entspannte Auftreten der **Kapha-dominierten** Typen kann hier helfen. In der Umgebung einer Kapha-Natur fühlt man sich einfach wohl. Kapha-Typen sind weich, liebevoll und fürsorglich, wenn sie im Gleichgewicht sind. Sie bieten in Beziehungen natürliche Beständigkeit, Verlässlichkeit und Stabilität. Wenn sie nicht im Gleichgewicht sind, neigen sie zu Lethargie, Faulheit und depressiven Verstimmungen oder Apathie. Sie nehmen leichter zu als die anderen Typen und wirken daher schnell behäbig. Um ihre Wünsche und Ziele im Blick zu behalten, helfen ihnen kontinuierliche sanfte Motivation und Ermahnungen.

Du erkennst sicher, welche wertvollen Qualitäten jede Dosha-Dominanz mit sich bringt. Oft gleicht innerhalb einer Beziehung die liebevolle Integration der Eigenheiten des Partners die eigenen Disbalancen aus. Da wir alle unsere eigene Urnatur haben, ist klar, dass es den einen richtigen Weg zu einer guten Beziehung nicht geben kann. Alle Dosha-Typen haben ihre Qualitäten und sind deshalb nicht besser oder schlechter als die anderen. Deshalb sollte es in Beziehungen auch nicht darum gehen, den Partner zu verändern. Das würde langfristig ohnehin nicht funktionieren. Denn wie gesagt, stellen sich die größten Herausforderungen vor allem dann, wenn ein Dosha zu stark wird oder geschwächt ist. In diesem Moment gerät das sonst natürlich ausgewogene Verhältnis der Kräfte aus den Fugen. Für ein harmonisches, respektvolles und friedvolles Gleichgewicht, und damit eine funktionierende Beziehung, ist es elementar wichtig, die eigene Urnatur zu leben.

DIE DOSHA-KOMMUNIKATION IN BEZIEHUNGEN

Jeder Dosha-Typ hat natürlich auch seine eigene Art zu denken, zu fühlen und zu sprechen. Und da Austausch und Kommunikation eine ganz elementare Rolle in einer gesunden Beziehung spielen, ist es enorm hilfreich, mit dem Partner über die dominierenden Doshas innerhalb der Beziehung zu sprechen. Um es klar vorwegzunehmen, alle Beispiele in unserem Kompass sind vereinfacht und haben keinen Anspruch auf die absolute Wahrheit. Es geht darum, Zusammenhänge möglichst verständlich darzulegen.

Vata-dominierte Menschen tendieren dazu, schnell und spontan zu denken, zu sprechen und dementsprechend auch zu handeln. Ihre Stimmungen und damit auch Meinungen können sich allerdings genauso schnell und unvorhersehbar ändern. Wenn bei dir Pitta oder Kapha vorherrschen, dann wirst du diese Eigenschaften eher nicht teilen und diese Wechselhaftigkeit kann für dich eine echte Herausforderung darstellen. Den Vata-Typen zu folgen ist nicht immer leicht.

Pitta-dominierte Menschen bringen die Tendenz mit, entschlossen zu denken und kraftvoll zu sprechen. Gefühle ordnen sie dem Intellekt unter.

Daher ist ihre Kommunikation auch eher von Klarheit und direkten Aussagen geprägt. Im Gleichgewicht gehalten, müssen diese Eigenschaften nicht zwingend mit einem Vata-Partner in Konflikt geraten. Vorausgesetzt, der Pitta-Partner schafft es, dem natürlichen Drang zu widerstehen, das Kommando zu übernehmen. Mit einem Vata-Partner an der Seite geht es vielmehr darum, die Antennen auf Empfang zu stellen und dem Partner die Möglichkeit zu geben, erst einmal auszusprechen, was ihn beschäftigt.

Der **Kapha-Typ** denkt und spricht eher bewusst und methodisch. Er nutzt dafür Worte, die Fürsorglichkeit und Geduld transportieren. Auch sein Sprechtempo ist angemessen entspannt. Bei Kapha-dominierten Typen besteht die Tendenz, das rechte Maß zu verlieren. Sie kümmern sich gerne um andere und neigen häufig dazu, ihre eigenen Bedürfnisse zu übersehen. Wird das zu weit getrieben, sprich, wird Kapha zu sehr unter Druck gesetzt, verliert er das Interesse an der Beziehung, hört auf zu kommunizieren und wird gleichgültig oder fühlt sich deprimiert. Auch hier ist der gegenseitige Respekt vor dem anderen in dem Bewusstsein seiner (Dosha-)Natur, und die aufrichtige Bereitschaft zuzuhören der Schlüssel für eine gelingende Kommunikation.

SELBSTLIEBE

Bevor wir eine Beziehung zu einem anderen Menschen eingehen, ist es wichtig, sich mit einer noch grundlegenderen Beziehung zu beschäftigen. Nämlich jener, die jeder vom ersten bis zum letzten Atemzug führt: der Beziehung zu sich selbst.

Denn um überhaupt eine erfüllte Beziehung mit einem anderen Menschen führen zu können, ist es erst einmal wichtig, eine liebevolle, achtsame Beziehung zu sich selbst zu entwickeln. Damit lassen sich bereits die meisten Missverständnisse bei zwischenmenschlichen Beziehungen lösen. Das, was mir vermeintlich an Ruhe, Balance oder Ausgeglichenheit fehlt, erwarte ich

mehr oder weniger bewusst von meinem Partner. Wenn dann diese Erwartungen nicht erfüllt werden, ist die Enttäuschung groß und Stress und Ärger sind oft die Folge.
Aber die Aufgabe meines Partners ist nicht, mein persönlicher Glücksbär zu sein. Manche Beziehungen haben mehr Gemeinsamkeiten mit einer Handels- denn einer Liebesbeziehung, nach dem Motto: Gibst du mir ein bisschen Liebe, bekommst du dafür ein bisschen Aufmerksamkeit. In vielen Beziehungen sind unausgesprochene Wünsche, Sorgen und Anliegen ein Hauptgrund für viele Probleme. Dabei hat das rein gar nichts mit meinem Partner zu tun. Es geht ganz allein um mich!

WAS IST SELBSTLIEBE ÜBERHAUPT?

Im Kern bedeutet Selbstliebe, bedingungslos zu akzeptieren, was wir sind. Das heißt, alle Teile von uns selbst anzunehmen, sowohl jene, die wir als positiv erachten, als auch jene, die wir lieber ändern würden. Allerdings: Allein die Tatsache, dass es Dinge an uns gibt, die wir nur schwer akzeptieren können, widerspricht gewissermaßen der ayurvedischen Philosophie. Hier sind wir leider nur allzu stark durch unsere gegenwärtige Kultur geprägt, die ziemlich gut darin ist, uns zu suggerieren, dass wir nicht genug sind – nicht schön genug, nicht reich genug, nicht aktiv genug, nicht liebenswert genug, nicht erfolgreich genug. In unserer konsumorientierten Welt, in der permanenter Wettbewerb und Gier vorherrschen, werden wir stark durch die Medien beeinflusst. Nachdem wir uns ein Magazin, einen Film oder die neuesten Posts in den sozialen Medien angesehen haben, fühlen wir uns oft unzureichend und als Versager. All die Botschaften und Bilder vermitteln uns das Gefühl, dass wir immer noch mehr brauchen, wie ein bestimmtes Produkt, den perfekten Body oder die Erleuchtung, um als erfolgreich, akzeptiert oder würdig zu gelten.

Es entspricht unserer Natur, dass wir dazugehören wollen. Teil der Herde zu sein war für uns schon immer lebenswichtig. Von Geburt an sind wir darauf angewiesen, dass sich jemand um uns kümmert, wir wahrgenommen werden und in der Gemeinschaft in Sicherheit sind. Das ist auch heute noch tief in unserem Unterbewusstsein verankert. Genau deshalb haben die Medien so leichtes Spiel, wenn sie uns vermitteln, dass wir erst dann wirklich Teil der Gesellschaft sind, wenn wir bestimmte Dinge tun oder besitzen. Sind wir uns dessen nicht bewusst, werden wir einfach fortfahren zu konsumieren und jedem Food- oder Fitness-Trend folgen, in der Hoffnung, dass wir uns dann besser fühlen. Leider hinterlassen all diese Konsumgüter und Aktivitäten oft nur ein Gefühl der Leere und die Frage nach dem Sinn des eigenen Lebens bleibt unbeantwortet.

LERNE, DEINE EIGENE EINZIGARTIGE PERFEKTION ZU ERKENNEN

Der Ayurveda schenkt uns das perfekte Mittel, um aus diesem Muster auszubrechen. Die uralte Weisheit dieser Lebensphilosophie vermittelt uns den Glauben, dass jeder Mensch bereits vollkommen, würdig und liebenswert ist – ohne dass er noch etwas benötigt. Der Weg des Ayurveda führt zu Selbstliebe und zu einem tiefen inneren Frieden. Je mehr ich von meiner inneren Welt erleben kann, desto mehr befreie ich mich von äußeren Aspekten, Bedürfnissen und Erwartungen. Das bringt auch ganz viel Entspannung in das Thema Beziehung.

Es gibt Momente, in denen wir ausgeglichen und glücklich sind, weil alles genau richtig zu fließen scheint. Wir empfinden Freude, Leichtigkeit, Liebe und fühlen uns wohl. In anderen Momenten geraten wir aus dem Gleichgewicht und es stellen sich weniger angenehme Emotionen ein. Wir sind ängstlich, fühlen uns einsam oder schwer, und sind schnell bereit, andere zu verurteilen oder zu kritisieren. Dies ist ein ständiges Auf und Ab der Gefühle.

Sind wir uns dessen bewusst, fällt es uns leichter zu erkennen, was wir brauchen, um Körper und Geist in Einklang zu bringen. Wenn wir verstehen, wie wir selbst ticken und wie wir auf die Umwelt um uns herum reagieren, können wir durch unsere täglichen Routinen und Praktiken ein nachhaltiges Gleichgewicht und Wohlbefinden schaffen. Wir können mehr Mitgefühl für uns selbst entwickeln und Raum für Selbstliebe schaffen.

Selbstliebe nimmt physische Form an, wenn wir uns aktiv um uns selbst kümmern. Damit meine ich jede Handlung, die unser Wohlbefinden steigert und durch die wir unsere Bedürfnisse in den Mittelpunkt unserer Aufmerksamkeit stellen. Das kann so etwas Einfaches sein, wie früher ins Bett zu gehen oder einen Spaziergang zu machen, wenn du dich gestresst fühlst. Für mich beinhaltet Selbstfürsorge auf jeden Fall auch, mir ein frisches, leckeres Essen zu kochen.

Wenn man das so liest, klingt Selbstliebe nach einer ziemlich schlauen Sache, oder? Grundsätzlich bedeutet Selbstliebe, auf sich selbst aufzupassen und sich selbst zu lieben, unabhängig davon, was man tut oder wie man aussieht. Vor allem unabhängig davon, was die anderen sagen. Leider ist das für viele schwieriger als man denkt. Wirft man einen Blick auf die vorherrschenden Themen in Büchern, Zeitschriften, Podcasts oder den sozialen Medien, wird schnell klar: Viele Menschen fühlen sich nicht ausreichend gut genug. Und da wird es natürlich schwierig mit der bedingungslosen Selbstliebe.

SELBSTLIEBE AUS SICHT DES AYURVEDA

Die ayurvedische Perspektive auf die einzigartige Natur jedes Einzelnen konzentriert sich auf das Konzept von Prakriti und *Vikriti*. Deine ursprüngliche Konstitution oder dein natürlicher – von Anfang an vorhandener – Gleichgewichtszustand wird durch Prakriti beschrieben. Geraten die Doshas aus dem Gleichgewicht, verändert sich das Gefüge und es stellt sich ein Ungleichgewicht ein, das als Vikriti bezeichnet wird. Grundsätzlich gilt: Je weiter sich Vikriti von Prakriti entfernt, desto mehr gerätst du aus der Balance. Diese Disbalance, die sich beispielsweise in Form von negativen Gedanken oder einem negativen Selbstbild zeigt, kann sich schließlich somatisieren, also auf der körperlichen Ebene äußern.

Wie innen so außen: Ojas

An dieser Stelle möchte ich das Prinzip von *Ojas* mit dir teilen, denn je mehr Ojas wir haben, desto stabiler, zufriedener sind wir mit uns selbst und desto mehr sind wir in der Lage, unseren Mitmenschen aus freien Stücken Liebe entgegenzubringen. Im Ayurveda bedeutet Ojas die Ausstrahlung, die von innen kommt. Ojas kann mit unseren inneren Reserven an Kraft, Vitalität und Widerstandskraft in Verbindung gebracht werden. Mit einem starken Ojas fällt es uns leichter, den Höhen und Tiefen des täglichen Lebens standzuhalten und eine gelassene, glückliche und stabile Haltung zu bewahren. Für eine langlebige und glückliche Beziehung zu uns selbst und zu anderen ist ausreichend Ojas von elementarer Bedeutung.

Ayurveda weist dir den Weg zu verantwortungsvoller Selbstfürsorge. Nur wenn du in der Lage bist, Verantwortung für dich selbst zu übernehmen, bist du auch in der Lage, Verantwortung für andere zu tragen. Wenn du die Kunst der Selbstfürsorge beherrschst und sie auch anwendest, trägst du damit ein großes Potenzial in dir, aus dem du schöpfen kannst. Selbstliebe ist Selbstfürsorge und Selbstfürsorge trägt zur Selbstliebe bei. Eine ayurvedische Routine bietet die perfekte Gelegenheit, sich in Selbstliebe zu üben. Anstatt einfach die tägliche To-do-Liste abzuarbeiten, hilft dir Ayurveda dabei, jeden Tag und jede Handlung mit einer Art meditativen Einstellung anzugehen. Um dies greifbar zu machen, schaffe dir eine Routine, die dir guttut und dein Ojas nährt. Bereite dir dein Frühstück mit Liebe zu, gehe bei der Morgenhygiene liebevoll mit deinem Körper um, etabliere Rituale,

die einen entspannten Start in den Tag ermöglichen. Je mehr du dich selbst liebst, desto mehr Liebe kannst du auch geben.
Was führt also zu gesunden Ojas in Beziehungen? Es sind oft kleine Handlungen und Dinge, die Ojas nähren: Uns selbst und den Partner mit Sorgfalt behandeln, Rituale etablieren, gemeinsam Zeit in einer ausgeglichenen Stimmung verbringen, sich mit der Natur verbinden, gemeinsam mit gesunden Lebensmitteln kochen sind gute Ansätze.

EIN AUSGEGLICHENER GEIST UND SELBSTLIEBE

Indem du fürsorglich mit dir selbst umgehst, übernimmst du Verantwortung. Als einzigartigen Wesen ist uns der im Ayurveda als *Buddhi* bezeichnete Geist und Richtungssinn gegeben, der uns die Möglichkeit verleiht, selbst die Wahl zu treffen. Die wichtigste Erkenntnis ist also: Nur du selbst kannst die Verantwortung für deine Gesundheit und dein Leben übernehmen, niemand sonst.
An dieser Stelle blicken wir noch einmal kurz auf die drei Gunas zurück. Der Weg des Ayurveda ist wie bereits beschrieben der Weg zu Sattva. Indem du deine Lebensführung deinem Dosha entsprechend ausrichtest, bringst du diese Qualität in dein Leben. Eine sattvische Beziehung zum eigenen Selbst und zum Partner äußert sich durch Gemütsruhe, Ausgeglichenheit, Freundlichkeit, den liebevollen Blick, Wohlwollen, Hilfsbereitschaft und auch Selbstkontrolle. Menschen mit wenig Sattva neigen zu Egoismus, Selbstbezogenheit, Intoleranz und Konkurrenzdenken. Die Kultivierung von Sattva ist elementar für Selbstliebe und die Fähigkeit, Liebe zu geben.
Charaka schreibt in der Charaka Samhita: »Menschen, bei denen Sattva dominiert, sind mit Gedächtnis und Hingabe gesegnet. Sie sind dankbar, gebildet, rein, mutig, begabt und entschlossen. Frei von Furcht, sind ihr Verstand und ihr Handeln zielgerichtet und ernsthaft und sie engagieren sich für tugendhafte Ziele.«

TIPPS FÜR EINE LEBENDIGE BEZIEHUNG

Die Partnerschaft zu pflegen bedeutet zuerst, gut für sich selbst zu sorgen. Die liebevolle Verbindung zu mir selbst ist eine wichtige Voraussetzung dafür, dass ich mein Ego hinter mir lassen und meinem Partner genug Raum geben kann, seine individuelle Natur zu leben – oder im Sinne des Ayurveda, die Doshas in der Balance zu halten. Sich selbst wertzuschätzen und zu lieben, ist daher weder Egoismus noch Narzissmus, sondern eine ganz wichtige Voraussetzung für eine stabile Persönlichkeit und eine lebendige Partnerschaft auf Augenhöhe.

Abschließend haben wir dir noch zehn konkrete Tipps für eine lebendige Beziehung im Geiste des Ayurveda zusammengestellt:

1. Respektiere dich selbst und achte auf deine Worte dir selbst gegenüber. Beginne den Tag, indem du in den Spiegel schaust und sagst »Guten Morgen, schön, dass ich hier sein darf« und nicht »Ach du Sch... wie sehe ich denn wieder aus«.
2. Nimm nichts für selbstverständlich und sei dankbar. Weder die Tatsache, dass dein Körper jeden Tag so viele unfassbar wertvolle Dinge für dich erledigt, wie die Atmung, den Stoffwechsel oder Herzschlag, noch das Glück, dass ein Mensch mit dir sein Leben teilt, sind selbstverständlich.
3. Respektiere deine Grenzen und auch die deines Partners. Jede natürliche Ressource ist auch mal erschöpft. Gönne dir und deinem Partner Auszeiten, um wieder Kraft zu tanken.
4. Sei respektvoll, dein richtiger Zeitpunkt muss nicht der richtige Zeitpunkt für deinen Partner sein. Wenn du unbedingt etwas loswerden willst, es aber gerade für deinen Partner nicht passt, respektiere das und gib ihm die Gelegenheit, angemessen zu reagieren.

5. Äußere deine Bedürfnisse. Den wenigsten von uns wurde die Kraft des Hellsehens geschenkt. Wenn du einen Wunsch oder ein Bedürfnis hast, hab den Mut, es zu äußern.
6. Führe keine Gespräche im Zorn, wenn du schlecht drauf bist. Gehe erst eine Runde um den Block, bevor du deinen Partner wegen Sachen kritisierst, für die er vielleicht gar nichts kann.
7. Vermeide direkte Anschuldigungen, wie »Du hast schon wieder …«, »Es ist wie beim letzten Mal« oder »Du bist wie deine Mutter/dein Vater«. Sende stattdessen Ich-Botschaften aus: »Ich habe den Eindruck, dass …« oder »Mir geht es damit so …«.
8. Verwendet eine Friedenskerze oder ein ähnliches Symbol. Wenn es euch schwerfällt, einen möglichen Konflikt anzusprechen, könnt ihr dieses gemeinsame Symbol ausmachen, um zu signalisieren, dass einer von euch ein Gespräch führen möchte.
9. Etabliert Rituale. Ihr könnt jeden Abend vor dem Einschlafen den Tag noch einmal Revue passieren lassen und euch euer persönliches Highlight erzählen. Oder schaut euch am Morgen in die Augen und entscheidet, dass ihr auch diesen Tag wieder miteinander teilen wollt.
10. Beginne den Tag mit einem positiven Gedanken und beende ihn mit den Dingen, für die du heute dankbar bist. Wenn du sie laut aussprichst oder aufschreibst, prägen sie sich noch mehr ein.

Im nächsten Kapitel geht es um etwas, das alle Menschen miteinander teilen, das uns mit allem, was lebt, auf magische Weise in Beziehung setzt: um den Atem.

ATEM

Wir tun es 15- bis 20-mal in der Minute, ohne darüber nachzudenken, von der Geburt bis zum Tod: atmen. Würden wir nur wenige Minuten damit aufhören, würden wir sterben. Um etwas Licht auf diesen fast magischen Vorgang zu werfen, betrachten wir die Atmung zunächst physiologisch. Sie ist Teil des autonomen Nervensystems, das lebenswichtige Funktionen wie den Stoffwechsel oder den Blutdruck steuert. Und hier kommt schon die erste Besonderheit der Atmung: Sie ist der einzige Vorgang des autonomen Nervensystems, den wir auch willentlich steuern können.

Diese Tatsache macht den Atem zu einem sehr machtvollen Instrument für unser Wohlbefinden, wie du später noch erfahren wirst. Wenn du weißt, wie die Atmung funktioniert und wie du sie bewusst für dich nutzen kannst, ist es leichter, dir ihre immense Bedeutung und Wirkung auf dein Svastha vorzustellen. Falls du dich mit diesen anatomischen Vorgängen schon befasst hast, kannst du die nächsten Zeilen gern überspringen.

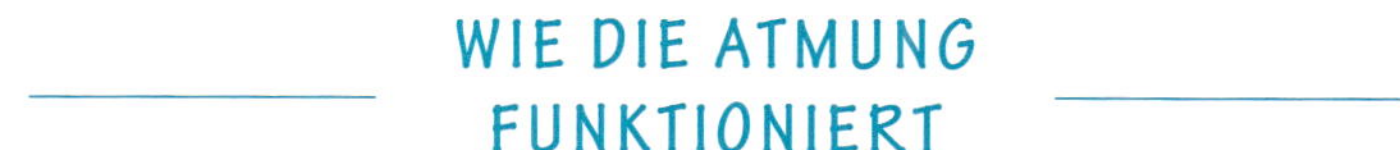

WIE DIE ATMUNG FUNKTIONIERT

Die Atmung unterstützen verschiedene Muskeln, die dafür sorgen, dass wir Luft in die Lunge saugen und auch wieder ausstoßen: die Zwischenrippen-, Hals-, Brust- und Bauchmuskulatur sowie das Zwerchfell. Der in diesem Zusammenhang entscheidende Muskel ist das Zwerchfell, im Übrigen der größte Muskel in unserem Körper. Am einfachsten kann man die Funktionsweise der Atmung in etwa mit einer Luftpumpe vergleichen: Eine klassische Fahrradpumpe besteht aus einem Kolben – das wäre das Zwerchfell – und einem Rohr, in dem sich dieser Kolben bewegt – das wären unsere

Atemwege von Nase und Mund über den Mundraum, die Luftröhre bis in die Bronchien und beide Lungenflügel. Wie bei einer Pumpe braucht diese »Atemröhre« Unterdruck, um Luft anzusaugen. Das bewerkstelligt in erster Linie das Zwerchfell: In seiner Ruhestellung, in der kurzen Pause nach der Ausatmung, liegt es wie eine Kuppel in der Mitte unseres Körpers, spürbar in etwa zwei fingerbreit unter dem Magen. Du kannst dein Zwerchfell orten, indem du die Finger deiner Hände dorthin legst und einmal hustest. Was da wackelt, ist dein Zwerchfell. Das Zwerchfell bewegt sich, wie der Kolben der Luftpumpe, nach unten und saugt die Luft in die Atemwege und die Lunge. Um die Luft aus den Lungenflügeln wieder loszuwerden, muss der Kolben, also das Zwerchfell, sich wieder nach oben bewegen. Das ist eine sehr schematische, aber für das Verständnis der Atmung ausreichende Beschreibung.

DER ATEM BEWEGT UNS VON INNEN

Dieser Muskel sorgt nicht nur für das Ansaugen und Ausstoßen der Atemluft, er trennt den Bauchraum, in dem unsere Organe liegen, von der Lunge. Deswegen ist der Ausdruck »in den Bauch atmen« nicht korrekt – wir atmen immer in die Lunge. Sollten wir tatsächlich in den Bauch atmen, wäre etwas nicht in Ordnung. In diesem Fall müsste das Zwerchfell ein Loch haben, damit Luft in den Bauchraum gelangen kann. Was nicht gesund klingt, oder?

Die Bewegung des Bauches nach vorn bei der Einatmung wird durch einen anderen Mechanismus ausgelöst: Während das Zwerchfell nach der Ausatmung in seiner entspannten Kuppellage ankommt, zieht es sich wie der Kolben der Luftpumpe bei der Einatmung nach unten Richtung Gedärme und löst damit einen Unterdruck im »Rohr« aus. Je nachdem, wie tief du atmest, verdrängt das Zwerchfell den Darm, deswegen wölbt sich dein Bauch nach vorn. Bei einer flachen Atmung bewegt sich das Zwerchfell nur sehr wenig und der Bauch wölbt sich kaum nach außen. Wie bei der Luftpumpe schiebt der Zwerchfell-Kolben bei der nun beginnenden Ausatmung die Luft mittels Überdrucks nach außen. Der Bauch wird wieder flach, das Zwerchfell wandert zurück in die Kuppellage.

Neben dem Zwerchfell gibt es, wie oben erwähnt, noch andere Atemmuskeln, die unter anderem dafür sorgen, dass wir tiefer atmen können: Die Zwischenrippenmuskulatur zum Beispiel erweitert das Lungenvolumen, indem sie die Rippen bei der Einatmung wie ein Akkordeon auseinanderzieht. Wenn du deine Hände mal an deine Flanken legst und tief einatmest, kannst du spüren, wie die Rippen sich voneinander wegbewegen – und das übrigens auch am Rücken, nicht nur an den Seiten des Körpers. Lass deine Hände weiter nach hinten auf den Bereich über den Nieren wandern, da kannst du diese Rippenbewegung auch wahrnehmen. Oft vergessen wir beim Atmen nämlich, dass die Lunge auch unter den Rippen auf der Rückseite angesiedelt ist und konzentrieren uns nur auf die Vorderseite des Körpers. Bei bewussten Atembewegungen wie der aktiven Vertiefung der Atmung, die wir im Übungsteil mit verschiedenen Techniken kennenlernen werden, unterstützt uns, wie ihr Name schon verrät, die Atemhilfsmuskulatur.

Tiefe Atmung ist Selbstmassage

Es gäbe natürlich noch viel zur Atmung und ihrer Funktionsweise zu sagen, das würde aber etwas zu weit führen. Im Anhang findest du dazu ein paar Literaturtipps. Deswegen nur noch diese wichtigen und interessanten Hinweise, die schon etwas vorwegnehmen, welche Wirkung bewusstes und tiefes Atmen haben kann: Durch tiefe Atmung massieren wir nicht nur unseren Darm (du erinnerst dich: Das Zwerchfell schiebt bei der Einatmung die Verdauungsorgane zusammen, bei der Ausatmung entspannen sie in ihre Ausgangslage), sondern auch das Herz. Die Herzspitze ist am Zwerchfell befestigt. Das heißt, wenn du tief atmest, wird dieser wichtige Muskel mitbewegt.

Zu guter Letzt dürfen wir natürlich nicht die Grundfunktion der Atmung vergessen: die Versorgung unseres Organismus mit Sauerstoff, um lebenswichtige Stoffwechselvorgänge in unseren Zellen aufrechtzuerhalten. Zur immensen und oft unterschätzten Bedeutung des Atems für unser Gehirn und das gesamte Nervensystem kommen wir im nächsten Abschnitt.

DER ATEM UND DAS NERVENSYSTEM

Was die Yogis schon vor 2.000 Jahren wussten und insbesondere mit praktischen Übungen im Pranayama umgesetzt haben, wird von der modernen Neurowissenschaft bestätigt: Der Atem ist nicht nur ein körperlicher Vorgang, sondern untrennbar mit unserem seelischen und geistigen Gleichgewicht verbunden. Mehr noch: Über die Atmung kannst du dein Befinden auf allen drei Ebenen auf machtvolle und schnelle Weise beeinflussen und zwischen ihnen eine wirkungsvolle Kommunikation herstellen.

So ist es mittlerweile bewiesen, dass die Atmung durch die Nase den Denkvorgang positiv beeinflusst: Durch die Einatmung wird der sogenannte Riechkolben, der sich weit hinten in der Nase befindet, aktiviert. Der Riechkolben wiederum ist mit der Hirnrinde verknüpft und aktiviert diese und verschiedene Bereiche des Gehirns bei tiefer Nasenatmung. Forscher stellten unter anderem fest, dass Probanden sich Bilder, die ihnen in schneller Folge gezeigt wurden, besser merken konnten, wenn sie eine tiefe Einatmung praktizierten. Wenn du zum Beispiel für eine Prüfung etwas auswendig lernen musst, warte bewusst auf deine Einatmung und präge dir dann Begriffe oder Vokabeln ein.

Andere spannende Studien gibt es rund um den berühmten »Ice-Man« Wim Hof, der es mithilfe seiner Atemtechnik sogar schafft, Teile seines vegetativen Nervensystems wie den Blutdruck oder die Herzfrequenz zu kontrollieren, von denen man bisher dachte, dass sie nicht durch unseren Willen beeinflussbar seien. Auch Wim Hof wendet übrigens Techniken an, die in ähnlicher Weise schon die alten Yogis beschrieben haben – und die er in Indien bei diesen jahrelang studiert hat.

Fliehen oder Kämpfen?

Die Neurowissenschaft hat in den letzten Jahren noch mehr zutage gefördert: Über die Atmung können *Sympathikus* und *Parasympathikus* gesteuert werden. Diese beiden wichtigen Teile des Nervensystems agieren sozusagen als Gegenspieler und lösen die sogenannte »Kampf- oder Fluchtreaktion« aus. Etwas vereinfacht gesagt, sorgt der Sympathikus dafür, dass wir die Beine in die Hand nehmen können, wenn Gefahr droht. Blutdruck und Puls steigen, Blut wird in die Extremitäten gepumpt, dafür weniger in die Organe, die Atmung beschleunigt sich – und los! Der Parasympathikus beruhigt den Aufruhr wieder, nachdem wir uns in Sicherheit gebracht haben, damit wir nicht dauerhaft durchdrehen und Körper, Geist und Seele Schaden nehmen. Er senkt Puls und Blutdruck, beruhigt die Atmung und sorgt wieder für eine gleichmäßige Durchblutung der Organe.

SYMPATHIKUS MODERNUS AUF HOCHTOUREN

Die Evolution ist in der oben beschriebenen Gefahrensituation vom blanken Überlebenskampf ausgegangen. Aber heutzutage sieht unser Leben anders aus als das unserer steinzeitlichen Vorfahren: Gefahr bedeutet nicht, dass ein Tier uns als leckere Beute betrachtet und wir Reißaus nehmen müssen, um unser Leben zu retten. Die Gefahr, die unseren Sympathikus auf den Plan ruft, besteht in unserem modernen Leben aus ganz normalem Alltagsstress wie zu viele Termine, berufliche oder private Probleme, Lärm, Dauerstimulierung durch Smartphones, Tablets und Computer, die Weltlage ...

Unserem Nervensystem ist dabei herzlich egal, wer oder was den Stress auslöst, der Körper reagiert immer noch wie in der Steinzeit und will sein

Überleben garantieren. Da wir aber heute im Normalfall den Sympathikus nicht durch Ausagieren, also Losrennen, beruhigen können, läuft er weiter auf Hochtouren und kommt nicht mehr runter. Dem gesellen sich Bewegungsmangel und zu viel und ungesundes Essen hinzu – zwei Faktoren, die auf dramatische Weise dazu beitragen, dass unser Nervensystem mit dem Stress nicht mehr umgehen kann.

Nimm dein Nervensystem an die Hand

Die gute Nachricht ist jedoch, dass wir den Atem bewusst beeinflussen können: Durch bewusste und tiefe Atmung können wir den Parasympathikus einschalten und den Sympathikus-Motor wieder herunterfahren. Du kannst dein Nervensystem buchstäblich an die Hand nehmen und dafür sorgen, dass es sich wieder in Sicherheit fühlt. Durch tiefe Einatmung wird der Sympathikus stimuliert, der Blutdruck und Puls steigen. Durch lange Ausatmung hingegen wird der Parasympathikus aktiviert und damit all die entspannenden Faktoren, die unser Nervensystem für ein kuschliges und geborgenes Gefühl braucht. Denn das dürfen wir nicht vergessen: Alle körperlichen Vorgänge, und natürlich all der Stress, den wir empfinden, lösen immer auch eine emotionale Reaktion aus und umgekehrt. Dieses Wissen können wir für unseren Mindset nutzen und uns in Richtung Nordstern, zum Svastha, bewegen.

PRANAYAMA: ÜBER DIE SPIRITUELLE BEDEUTUNG DES ATEMS

Wie bereits oben erwähnt atmen wir 15- bis 20-mal in der Minute ein und aus. Im Yoga wird angestrebt, diese Frequenz deutlich zu senken, auf fünf bis sechs Atemzüge pro Minute. Das gilt nicht nur für die Atemübungen im sogenannten Pranayama, einer Reihe von Techniken zur Atemkontrolle, von denen du einige hier kennenlernen wirst, sondern für das tägliche

Leben. Im Yoga gilt der Grundsatz: Jeder Mensch hat eine bestimmte Anzahl an Atemzügen in seinem Leben zur Verfügung. Je langsamer und tiefer du atmest, desto länger wirst du also leben.

Das Sanskritwort *pranayama* setzt sich aus zwei Bestandteilen zusammen: *Prana* ist die Lebensenergie, die uns umgibt und die wir mit dem Atem in unseren Organismus aufnehmen. *Ayama* bedeutet »Kontrolle«. Pranayama wurde schon bei unserem alten Bekannten Patañjali erwähnt: Im Yoga Sutra schreibt er, die Kontrolle der Ein- und Ausatmung kläre den Geist und helfe, Hindernisse zu überwinden. Hindernisse sind in diesem Fall Krankheiten, Ängste, Unruhe oder Trägheit. Patañjali hat sich offensichtlich eingehend mit dem Einfluss des Atems auf Körper und Geist beschäftigt: Er unterscheidet zwischen der Wirkung der Ein- und der Ausatmung, der Atempausen, der Länge der Atemzüge, der Atmung ins linke oder rechte Nasenloch. Mit fortschreitender Praxis, so Patañjali, werde der Atem immer subtiler und der Fokus verschiebt sich auf die feinstoffliche Ebene.

DIE HATHA YOGA PRADIPIKA

Eine weitere wichtige Quelle des Yoga ist die jüngere Hatha Yoga Pradipika. Die Pradipika (»Leuchte«) wurde im 14. Jahrhundert von *Svatmarama* verfasst und gilt als philosophisches Fundament des Hatha Yoga. Der Hatha Yoga ist im weitesten Sinne der Yogastil, den wir im Westen üben und der aus den drei Säulen Meditation, Asanas und Pranayama besteht. Darüber hinaus werden in der Pradipika Reinigungstechniken wie die *Kriyas* beschrieben, die *Mudras* (Fingerstellungen, die Körper und Geist beeinflussen), die Tiefenentspannungstechnik *Yoga Nidra* und die *Bandhas* (Körperverschlüsse). Der Hatha Yoga strebt nach der Vereinigung von Körper und Geist und letztendlich zur Erleuchtung.

In unseren Breiten wird zwar im weitesten Sinne Hatha Yoga geübt – allzu oft wird jedoch nur die körperliche Seite, die Asanas, praktiziert. Die beiden anderen Säulen, Meditation und Pranayama, geschweige denn die übrigen Techniken und die Philosophie des Yoga, werden, wenn überhaupt, nur am Rande abgehandelt. Das ist sehr schade, denn die zutiefst philosophische Seite des Yoga birgt für uns gehetzte Menschen der westlichen Industrienationen einen unfassbaren Reichtum. Im Kern sagt Svatmarama, die Menschen würden vielen Weltanschauungen folgen – in Indien gab es damals schon unzählige Religionen –, doch die Ruhe des Geistes könnten sie nur mit Yoga erreichen. Hier formuliert er die immer noch gültige Grundhaltung des Yoga sehr klar: Du kannst es unabhängig von deiner Religion oder Weltanschauung üben. Im letzten Kapitel über den Lebensstil wirst du noch mehr zu diesen Themen erfahren.

Es darf auch leicht sein

Aus dem Repertoire der Pranayama-Techniken, die im zweiten Kapitel der Hatha Yoga Pradipika beschrieben werden, schöpfen wir heute noch im Yoga, ein paar der Übungen wirst du in diesem Kapitel noch kennenlernen. Der Autor der Hatha Yoga Pradipika fordert auch dazu auf, den Körper und den Geist über »sattvische« Ernährung zu reinigen. Darüber erfährst du in Volkers Ernährungskapitel ab Seite 102 noch mehr. Reinigung bedeutet in der indischen Philosophie, und so auch im Ayurveda, die Energiekanäle, die sogenannten *Nadis*, die den ganzen Körper durchziehen und das Prana empfangen, zu klären. Erst wenn das Prana, das du durch Nahrung und Atmung in deinen Organismus aufnimmst, in deinen mittleren Kanal *Sushumna* fließt, wird dein Geist ruhig werden, so Svatmarama.

Das klingt im ersten Moment nach viel Stress und Üben, denn das hehre Ziel der Erleuchtung will mit Schweiß und Tränen erreicht werden. Ich bin dafür, dass wir uns da etwas lockerer machen und zunächst nicht gleich die Erleuchtung anstreben sollten, das kann ja noch kommen. Uns geht es mit diesem Ratgeber erst einmal um ein gutes, saftiges, glückliches Leben. Es ist schon viel, wenn du beginnst, dich mit dem dich täglich begleitenden

Wunder deines Atems zu beschäftigen. Du darfst dich mit gebührender Leichtigkeit an die Atemübungen machen, Hauptsache du machst sie!

DIE SUPERMACHT DES ATEMS

Pranayama bedeutet also, wie wir inzwischen gesehen haben, Atemkontrolle. Allerdings musst du nicht den ganzen Tag deinen Atem beobachten und beeinflussen, im Gegenteil. Die Atemübungen sind wie im Kapitel über spirituelle Praxis (Seite 39 ff.) nicht mehr und nicht weniger als ein Werkzeug, deinen Mindset für den Alltag einzuordnen, um im Kompassbild zu bleiben. Wenn du den Tag mit einer Atemübung beginnst, am besten noch im Bett, wirst du schnell bemerken, was für einen gewaltigen Effekt das auf deinen Tag haben wird. Je mehr du dich auf spielerische und neugierige Weise deinem Atem näherst, desto bewusster wird dir diese Kraft werden, wird dir deutlich werden, wie groß der Einfluss deiner Atmung auf deine Stimmung, dein körperliches Wohlbefinden und deine Emotionen ist. Und je mehr du deinen Atem kontrollieren lernst, desto mehr Kontrolle wirst du auch über dein Leben erlangen. Das ist keine Übertreibung, so viel kann ich dir aufgrund jahrelanger Erfahrung versichern. Oder in David Frawleys wunderschönen Worten: »Der Geist und der Atem sind verbunden wie ein Vogel mit zwei Flügeln.« (in: *Ayurveda and the Mind*, siehe Anhang).

Mithilfe des Atems kannst du Schmerzen lindern, seien sie psychischer oder physischer Natur, Aufregung und Lampenfieber in den Griff bekommen, Krankheiten wie Asthma oder Bluthochdruck positiv beeinflussen oder deine Konzentrationsfähigkeit steigern, um nur ein paar Kleinigkeiten zu nennen. All das ist nicht nur schon vor 5.000 Jahren niedergeschrieben worden, sondern inzwischen auch wissenschaftlich bewiesen. Es wird immer noch weiter geforscht und die oben genannten Effekte auf das Nervensystem sind noch lange nicht das Ende der wissenschaftlichen Fahnenstange. Kurz: Unser Atem ist eine – unterschätzte – Supermacht.

DER ATEM, DIE GUNAS UND DIE POLYVAGAL-THEORIE

Im Einführungskapitel über den Ayurveda hast du schon von den Gunas gehört (Seite 24 ff.) – die strukturgebenden Energien, die unsere Emotionen beeinflussen. Eben diese Strukturen kannst du über den Atem beeinflussen. Die drei Gunas gehören zu unserem Leben und geben ihm seine menschliche Form. Zur Veranschaulichung, wie die Gunas mit dem Nervensystem zusammenhängen, finde ich folgende Aussage der Daya Foundation sehr treffend: Rajas repräsentiert den sympathischen Zustand, wenn wir angriffslustig auf Krawall gebürstet sind, aber auch energiegeladen, motiviert und tatkräftig unser Leben in die Hand nehmen. Tamas hingegen kann den parasympathischen Zustand beschreiben, wenn wir entweder nach einer Aktivität in den Ruhezustand zurückkehren, der für unseren Organismus so wichtig ist, oder wir uns der Trägheit hingeben, schlichtweg auf nichts Bock haben und auf dem Sofa hängen – bis hin zur Depression. Sattva hingegen beschreibt den sogenannten polyvagalen Zustand: Uns Menschen ist die Fähigkeit gegeben, aus dem »Flucht oder Kampf«-Schema auszubrechen, zumal wir uns heute auch nicht mehr in der steinzeitlich gefahrenbelasteten Lebenssituation befinden. Das heißt, wir können aus dem Herzen leben, den Moment zwischen Reiz und Reaktion in Achtsamkeit erfassen, und unsere spirituellen und sozialen Fähigkeiten nutzen.

Zum wissenschaftlichen Hintergrund: Die *Polyvagal-Theorie* wurde in den 1990er-Jahren vom US-amerikanischen Neurowissenschaftler und Psychiater Steven Porges entwickelt. Er postulierte kurz ausgedrückt (mehr Literatur im Anhang), dass der Parasympathikus zusätzlich mit dem zehnten Hirnnerv, dem *Vagus*, verbunden ist. Dieser paarige Nerv, der vom Gehirn nahezu alle Organe durchläuft und deren Funktionen reguliert, ist laut Porges der Teil des Nervensystems, der die Verbindung zu uns und anderen Menschen sowie innere Ruhe schafft – den Zustand von Sattva, ayurvedisch gesprochen. Der Wissenschaftler nannte dies das System der sozialen Aktivierung. Damit schließt sich wieder der Kreis von Yoga und Ayurveda zur modernen Wissenschaft.

Es sei darauf hingewiesen, dass es durchaus Wissenschaftler gibt, die Steven Porges' Theorie vom dritten Teil des autonomen Nervensystems ablehnen. Allerdings haben einige Therapierichtungen, allen voran das *Somatic Experiencing* (SE®) diese Theorie aufgegriffen. Auch hier kann ich aus eigener Erfahrung sagen, dass diese Therapieform gewaltige Veränderungen mit sehr einfachen Mitteln wie Achtsamkeit, simplen Bewegungen und Atmung bringen kann, gerade für traumatisierte Personen.

Doch genug der Wissenschaft und der Theorie, von hier an geht es in die Praxis von Pranayama.

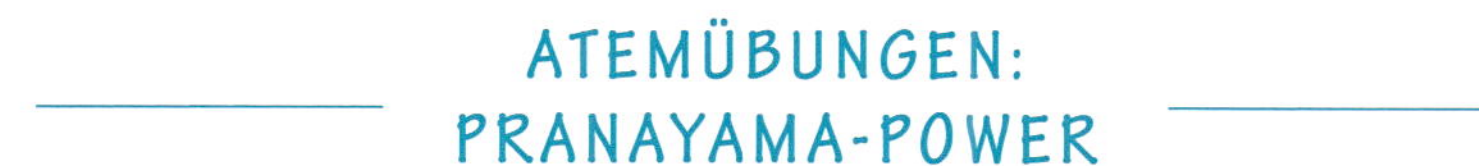

ATEMÜBUNGEN: PRANAYAMA-POWER

Du wirst vielleicht am Anfang, wenn du dich noch nie mit Atemübungen beschäftigt hast, bemerken, dass es dir schwerfällt, tief zu atmen. Habe Geduld mit dir und deiner Atemmuskulatur, sie muss erst flexibler werden, damit du die Übungen genießen kannst. Yoga hilft da natürlich enorm, besonders die Übungen für die Dehnung der Körperseiten und die Drehungen. Wenn du dich bei den Atemübungen sehr unwohl fühlst, kannst du mit einfachen Yogaübungen beginnen, die du im Kapitel über Bewegung findest (siehe ab Seite 166). Wir möchten, dass du dir deine Reiseroute mit diesem Kompass selbst zusammenstellst, mit allen Stopps – alle Aspekte helfen, bedingen und unterstützen sich gegenseitig und du darfst dich nach Herzenslust in deiner bevorzugten Reihenfolge bei allen Übungen bedienen.

Zunächst beginnen wir mit informellen Übungen zum Thema Atem – das heißt, dies sind reine Achtsamkeitsübungen, in denen du im Alltag deine Aufmerksamkeit auf den Atem lenkst. Dafür musst du keinen ruhigen Ort oder dein Meditationskissen aufsuchen. Im Gegenteil, du kannst die folgenden Übungen unbeobachtet mitten im Leben ausprobieren. Neugier ist auch hier die wichtigste Zutat.

DER EINSTIEG: BEOBACHTE DEINEN ATEM

Bevor du mit Pranayamas beginnst, auch wenn du schon etwas Erfahrung hast, empfiehlt sich zunächst eine eingehende und wie immer neugierige Beobachtung deines Atems. Je mehr du dich mit deinem Atem beschäftigst, sei es mit Pranayama oder »nur« achtsamer Selbsterforschung (das ist eine ganze Menge!), desto mehr wirst du dich mit ihm anfreunden und seine Power kennen und lieben lernen. Wenn du morgens aufwachst, checke zuerst deinen Atem, nicht dein Smartphone, und stelle dir ein paar von diesen Fragen:

- *Wie verläuft dein Atem: tief, flach, regelmäßig, stockend?*
- *Wo kannst du den Atem am besten spüren?*
- *Wo fließt der Atem sanft und weich, wo stockt er im Körper?*

Beobachte deinen Atem während des Tages und frage dich in all den Situationen, die du erlebst und in denen du deine Aufmerksamkeit auf den Atem lenken kannst, wie sich dein Atem verändert, wenn du folgende Gefühle spürst (ergänze die Liste gerne):

- *freudige Aufregung, Vorfreude*
- *Neugier*
- *Motivation*
- *Entspannung*

- *Ängstlichkeit, Lampenfieber*
- *Ärger*
- *Wut*
- *Enttäuschung*
- *Eifersucht*
- *Neid*
- *Traurigkeit*
- *geistige Erschöpfung*

Dann frage dich zu jedem Gefühl:

- *Wo im Körper kannst du deinen Atem deutlich wahrnehmen?*
- *Was verändert sich genau: Wird der Atem flacher, tiefer, schneller, stockender etc.?*
- *Wie verändert sich dein Atem, wenn sich deine emotionalen Zustände wieder ändern?*

Bleibe immer bei der Beobachtung, versuche nichts zu ändern, festzuhalten, zu beurteilen oder zu bewerten – und verurteile dich nicht, wenn du es trotzdem tust. Auch hier gilt: Bleib neugierig und spielerisch, Achtsamkeit ist kein Leistungssport und es gibt keine Karmapunkte für Fleiß und Ehrgeiz.

PRANAYAMA AM MORGEN

Am empfehlenswertesten ist es, den Tag mit Pranayama zu beginnen, buchstäblich: Die folgende Atemübung kannst du entspannt im Liegen in deinem gemütlichen Bett ausführen. Insbesondere, wenn dich der tamasische Zustand trotz dreimaligem Snooze-Alarm deines Smartphones wie Pattex an dein Bett klebt, wirkt diese Übung Wunder. Voraussetzung ist allerdings frische Luft, also bitte Fenster öffnen. Atemübungen ohne genügend Sauerstoff machen nicht besonders viel Sinn. Du kannst die folgenden Atemübungen einzeln oder kombiniert praktizieren – ich mache zum Beispiel morgens im Bett drei Übungen hintereinander. Es ist fast egal, wenn ich

mal zu wenig geschlafen habe oder gar mit Kopfschmerzen aufwache: Nach den Übungen bin ich meist erfrischt, schmerzfrei und kann energiegeladen meinen Tag, beziehungsweise meine Yogaroutine beginnen.
Versuche als Vorbereitung etwas zu tun, das ganz natürlich ist: Recke und strecke dich, rekel dich nach Herzenslust, gähne und seufze, sobald du aufgewacht bist. Zieh ein paar Grimassen, das aktiviert den Vagus, der auch durch das Gesicht verläuft.
Die folgende Übung ist nicht nur ein Atem-Wecker, sondern auch ein schöner Hüftöffner und verwendet einen Trick: Du nimmst eine Stellung im Liegen ein, in der du nicht so leicht wieder einschlafen kannst. Es ist keine klassische Pranayama-Übung, bedient sich aber einiger Elemente wie der Atempause nach der Ausatmung (*bahya kumbhaka*) und der Yoga-Vollatmung. Sie hilft dir bei einem tamasischen Gefühl von bleierner Müdigkeit und bei mangelnder Energie auf die Beine.

DER ENERGETISIERTE SCHMETTERLING

Entferne das Kissen unter deinem Kopf und, wenn es warm genug in deinem Schlafzimmer ist, auch die Bettdecke.
Lege dich auf den Rücken und stelle die Füße auf.
Lass nun die Knie zu den Seiten fallen, sodass du im liegenden Schmetterling liegst: Die Fußsohlen berühren sich, die Knie zeigen nach außen.
Wenn du merkst, dass die Innenseiten deiner Oberschenkel sehr ziehen, lege dir zwei Kissen unter die Knie, damit sie gestützt werden. Du sollst zwar nicht wieder einschlafen, aber nicht vor Schmerzen.
Dann lege beide Hände auf den unteren Bauch und atme sanft, aber deutlich durch die Nase dorthin.
Spüre, wie der Bauch sich bei der Einatmung nach vorn wölbt und bei der Ausatmung wieder entspannt.

Verlängere die Ausatmung entspannt und warte nach jeder Ausatmung, bis die Einatmung wieder von allein kommt.
Verlängere die Pause zwischen Aus- und Einatmung bei jedem Atemzyklus, solange es sich leicht anfühlt.
Nun ziehe den Atem in deine Flanken, du kannst dafür die Hände an die unteren Rippen legen, wenn du möchtest.
Verweile für drei bis fünf Atemzüge bei der Bauch- und Flankenatmung und achte auf die lange Ausatmung.
Halte auch hier die Pause nach der Ausatmung ein.
Nun ziehst du die nächste Einatmung in den Brustkorb, bis zu den Schulterblättern.
Nun atmest du in der Yoga-Vollatmung: In den Bauch, in die Flanken und in den Brustkorb. Versuche in der umgekehrten Reihenfolge ebenfalls in drei Teilen auszuatmen: Brustkorb, Flanken, Bauch.
Die Ausatmung bleibt lang und entspannt, die Einatmung kommt nach einer Atempause ganz von allein.
Bleibe bei der Vollatmung, solange es sich für dich gut anfühlt.
Dann lege deine Hände außen an die Oberschenkel und führe die Knie zusammen. Kreuze die Fußgelenke und greife die Zehen oder Schienbeine von außen.
Wenn du möchtest, schaukle ein wenig hin und her.
Lass Füße oder Schienbeine los, rolle dich auf eine Seite und stehe langsam auf dem Bett auf.

Atemübungen können dich am Morgen aufwecken und energetisieren, aber sie sind auch eine perfekte Methode, um nach einem anstrengenden Tag wieder herunterzukommen. Mit einer extrem langen Ausatmung kannst du den Sympathikus ins Bettchen vorausschicken, damit in dir Ruhe einkehren kann. Gerade, wenn du zu Tinnitus neigst oder dein »Monkey Mind« vor dem Einschlafen von Baum zu Baum springt, ist die folgende Übung ein wahres Wundermittel. Aber auch morgens macht sie wach, frisch und klar, sie gehört auf jeden Fall zu meinem täglichen Repertoire.

OHREN- UND KAUMUSKELMASSAGE

Im Vorfeld dieser Übung finde ich eine Selbstmassage der Ohren und des Kaumuskels sehr angenehm und intensivierend. Man ahnt gar nicht, welch starke Verspannungen sich in den Ohren und insbesondere dem stärksten Muskel unseres Körpers, dem Kaumuskel, ansammeln.

Nimm deine Ohrläppchen zwischen Daumen und Zeigefinger und knete sie kräftig durch, ziehe sie sanft nach unten und nach hinten.

Dann wandere mit den Fingern höher zu den Ohrmuscheln und massiere sie beherzt, auch innen, ziehe sie ebenfalls nach unten und hinten.

Dann wende dich deinem Kaumuskel zu: Er beginnt in der Mitte der Schläfen und endet am Kiefergelenk. Du wirst vermutlich einiges an Verspannung spüren, insbesondere, wenn du sehr gestresst bist und im Schlaf zum Zähneknirschen neigst.

Lass deinen Unterkiefer entspannt nach unten fallen, sodass sich dein Mund leicht öffnet.

Dann streiche drei- bis fünfmal von der Mitte der Schläfen mit den ersten drei Fingern kräftig in Richtung Kiefergelenk nach unten.

Rolle danach ganz langsam und bewusst deinen Kopf im Halbkreis von links nach rechts, von rechts nach links.

Nun kommen wir zur eigentlichen Übung, zum Hummelbrummen: *Brahmari* ist eine dicke schwarze Hummel, die in Indien weit verbreitet ist. Sie produziert beim Fliegen ein sehr beeindruckendes und lautes Brummen, das wir mit dieser beruhigenden und Tinnitus-reduzierenden Übung imitieren. Diese Version ist etwas vereinfacht, aber nicht minder wirksam.

BRAHMARI

Setze dich aufrecht und bequem hin, im Bett, auf einem Stuhl oder an deinem Meditationsplatz.
Verschließe deine Ohren, indem du Zeige- und Mittelfinger sanft auf die kleinen Ohrenklappen deiner Ohren drückst.
Die Ellenbogen zeigen zur Seite, damit deine Schultern nicht nach vorn fallen und dein Brustkorb offen bleibt. Die Zungenspitze liegt am oberen Zahndamm, Ober- und Unterkiefer berühren sich nicht.
Atme tief durch die Nase ein und richte die Wirbelsäule noch mal bewusst auf.
Beim Ausatmen erzeugst du einen tiefen, gleichmäßigen und kräftigen Summton, wie der einer Biene oder Wespe.
Die Lippen bleiben während des Summens ganz locker.
Achte auf deine Schultern und Ellenbogen, versuche entspannt zu bleiben.
Lass den Summton in den Lippen, den Nebenhöhlen und schließlich in deinem ganzen Kopf vibrieren.
Wiederhole das Summen sechs- bis neunmal, dann lässt du die Hände auf die Knie sinken. Atme normal weiter und genieße das Nachvibrieren.

SINGEN IST DIE BESTE ATEMÜBUNG

Es mag banal klingen, aber Singen ist eine der besten Atemübungen: Es macht fröhlich, reguliert die Atmung und erfreut deine Seele. Versuche dich von allem zu lösen, was du über deine Stimme glaubst, Dinge wie »ich kann nicht singen« oder »meine Stimme klingt furchtbar«. Ich habe zweieinhalb Jahrzehnte Gesangsunterricht gegeben und kann dir versichern: 99 Prozent aller Menschen, die sprechen können, sind in der Lage zu singen. Sie werden es nicht alle in die Met schaffen oder Grammys einheimsen, aber sich am Singen zu erfreuen, das dürften so gut wie alle schaffen.

Leg morgens deine Lieblingsmusik auf und gröle mit, egal, wie das klingt. Suche dir auf YouTube Mantras zum Mitsingen, ganz wunderbar sind zum Beispiel die Songs von Deva Premal und Miten oder Snatam Kaur (siehe Anhang). Oder trete einem Chor bei. Singen im Chor stärkt das Immunsystem und aktiviert neben dem Vagus jene Hirnareale, die dein Gedächtnis und die Konzentration stärken.

PRANAYAMA TO GO

Nun hast du schon einiges an Erfahrung mit deinem Atem gesammelt, kannst dein Nervensystem am Morgen aufwecken, am Abend beruhigen und hast dich ausgiebig beobachtet. Im Folgenden kannst du einen Schritt weitergehen und in verschiedenen alltäglichen Lebenssituationen durch Pranayama dein Nervensystem beeinflussen. Im Laufe meiner eigenen Pranayama- und Achtsamkeitspraxis habe ich für mich Strategien entwickelt, mit unangenehmen Gefühlen und körperlichen Schmerzen umzugehen. Diese fußen auf den Methoden aus der Hatha Yoga Pradipika, dem Somatic Experiencing und dem Ayurveda. Niemand von uns kann das Rad neu erfinden, aber wir können uns unsere ganz eigene Mischung zusammenbrauen, mit der wir uns auf unserer Reise stärken und nähren.
Wir haben uns nun schon etwas mit der Selbstbeobachtung, dem spirituellen Mindset und der Achtsamkeit beschäftigt. Eines ist dir sicher schon klar geworden: Kein Gefühl in deinem Körper und kein Zustand deines Geistes verdient es, ignoriert zu werden. Aber wir haben auch gelernt, dass Gedanken und Gefühle veränderlich sind, vorübergehen und sich verwandeln, wie die Wolken am Himmel, die der Wind vor sich hertreibt. Damit du nicht das Opfer dieser Stürme bleibst, kannst du mithilfe von Achtsamkeit und deinem Atem ein paar hochwirksame Windstopper einbauen. Hier folgt eine standardisierte Körper- und Atemübung, die du immer und überall anwenden kannst, ohne dass es jemand bemerkt. Mach dir dein eigenes

Gebräu daraus und füge alle Zutaten hinzu, die sich für dich als nährend und hilfreich erweisen.

LED-PRANAYAMA

Du kannst diese Übung beispielsweise einsetzen, wenn du Angst oder Lampenfieber vor einer Präsentation oder einem Bewerbungsgespräch hast, aber auch, wenn du wütend oder traurig bist oder Schmerzen hast. Dafür musst du nur die Begriffe ändern.
Nimm zuerst deine Angst, Aufregung und Unsicherheit wahr.
Du musst nichts loswerden oder in die Ecke schieben, alles darf da sein.
Beobachte, wo sich in deinem Körper dieses Gefühl/dieser Schmerz am deutlichsten manifestiert (Bauchweh, Herzklopfen, schwitzende Hände, Magengrummeln ...).
Stelle dir nun vor, du würdest dieses Gefühl in deinen ganzen Körper verteilen, sozusagen den kleinen Gefühlspunkt in deinem Körper auf alle Zellen ausdehnen.
Richte nun die Aufmerksamkeit auf deinen Atem.
Beatme alle deine Zellen, schicke das Prana überall hin.
Visualisiere diese Kraft als ein Leuchten, das deine Zellen erfasst. Wie kleine helle LEDs zündet das Prana alle Zellen an, bringt sie zum Strahlen.
Spüre alle Zellen in deinem Körper auf, die noch nicht erleuchtet sind vom Pranalicht und lasse die Energie in sie hineinfließen.
Siehst du dein inneres Leuchten? Es ist immer da, du hast nur deinen Aufmerksamkeitsschalter umgelegt und es schließlich wahrgenommen.
Prana ist immer da, umgibt dich, erfüllt dich, nährt dich und verbindet dich mit allen anderen Lebewesen, die ebenfalls von Prana umgeben, erfüllt und genährt werden. Wir alle sind Wesen aus Licht.

Im nächsten Kapitel wird dir Volker erzählen, wie entscheidend der zweite Faktor ist, mit dem wir Prana in uns aufnehmen: die Ernährung.

HEILSAME ERNÄHRUNG

Wasser fließt nicht bergauf – das ist ein physikalisches Gesetz, an dem auf diesem Planeten nicht wirklich jemand zweifelt. Möchte man zumindest meinen. Allerdings drängte sich mir in den über 20 Jahren, in denen ich in der sogenannten alternativen, spirituellen Szene unterwegs bin, oft ein anderer Eindruck auf, frei nach dem Motto: Solange die Grundüberzeugung stark genug ist, spielen allgemeingültige Naturgesetze keine Rolle. Wie wäre es sonst zu erklären, dass sich vor allem zum Thema Ernährung hartnäckig sektiererische Theorien halten, die jeglichen Erkenntnissen der Anatomie und Physiologie widersprechen? Das liegt vielleicht auch daran, dass wir in Zeiten leben, in denen jeder, der eine Schale Haferflocken postet, im Handumdrehen als Food Influencer gilt. In wenigen anderen Bereichen lässt sich mit so wenig Ahnung so schnell Karriere machen wie bei der Ernährung.

EINE KLEINE REISE ZU DEN ANFÄNGEN DER ERNÄHRUNG

Losgelöst von allen Theorien gibt es einen einfachen Grundsatz, was gesunde Ernährung angeht: Alles was unter der Sonne gediehen ist, nie eine Fabrik gesehen hat, nicht in Verbindung mit Gewalt steht und von mir selbst achtsam und respektvoll zubereitet wurde, kann ich bedenkenlos, wenn auch maßvoll, essen. Mehr gibt es im Prinzip nicht zu sagen, auch wenn das in Zeiten unzähliger Kochbücher, -sendungen und -magazinen ziemlich simpel klingen mag. Würden wir uns daran halten, würden viele sogenannte Zivilisationskrankheiten von diesem Planeten verschwinden.

Denn einer der Hauptfaktoren für die Entstehung diverser Krankheiten, wie Rheuma, Gicht, Diabetes Typ 2, Herzerkrankungen und Übergewicht, ist das Übermaß an degenerierter, industriell hergestellter Nahrung. Gemessen an der Zeitspanne der gesamten menschlichen Evolution ist unsere Ernährungsweise, die unser Verdauungssystem und unseren Stoffwechsel überfordert, erst ein paar Minuten alt.

WAS IST GESUNDE ERNÄHRUNG?

Abseits des ideologischen Minenfelds lassen sich folgende Grundsätze festhalten, um eine gesunde Ernährung zu definieren:

1. Alle Mahlzeiten selbst kochen.
2. Unverarbeitete Lebensmittel essen. Je weniger Verarbeitungsschritte nötig sind, bevor etwas in meinem Einkaufskorb landet, desto besser. Darunter fallen nicht Techniken wie Gemüse tiefgefrieren, Getreide mahlen, Früchte pressen etc. Je weniger ein Lebensmittel manipuliert und geschmacklich oder stofflich verändert wird, umso einfacher ist es für unseren Stoffwechsel zu verarbeiten.
3. Pro Mahlzeit nur das essen, was in die zu einer Schale zusammengelegten Handflächen passt.
4. Jeden Bissen mindestens 25-mal kauen und in Ruhe essen.

DIE URSPRÜNGE DES HOMO SAPIENS

Das Hauptaugenmerk lag lange Zeit vor allem auf der Nahrungsbeschaffung und nicht auf der Kulinarik, der Optik und dem Preis von Speisen. Diese Punkte spielen erst seit Kurzem eine Rolle. Die Zusammenstellung der Nahrung ergab sich bei unseren Vorfahren durch das, was sie in ihrer unmittelbaren Umgebung gefunden und als ungiftig erkannt haben. Unsere Abneigung gegenüber bitterem Geschmack rührt noch aus dieser Zeit, denn »bitter« ist in der Natur oft ein Anzeichen für »giftig«. »Süß« hingegen signalisiert unserem Stammhirn, dass etwas ungiftig und nährend ist. Wie viel wir früher gegessen haben, hing in erster Linie davon ab, wie viel Nahrung gefunden wurde. Drei Mahlzeiten am Tag sind definitiv eine Erfindung unserer Wohlstandsgesellschaft.

In den Wäldern und Höhlen unserer Vorfahren stand kein Kühlschrank, und wenn der Ausflug in die Wildnis erfolglos war, konnte man nicht einfach im Supermarkt eine Mammutkeule kaufen. Deshalb kommt unser Stoffwechsel mit Nahrungsentzug viel besser klar, als mit der Überernährung, die heute üblich ist. Was wir gerade auf der Welt erleben, ist einmalig in der Weltgeschichte: Mehr Menschen sterben an den Folgen von zu viel Nahrung als an Hunger.

Ein Mensch mit einem Gewicht von 75 Kilogramm hat einen durchschnittlichen Fettanteil von circa 20 bis 25 Prozent, was es möglich macht, bei ausreichender Flüssigkeitszufuhr bis zu 40 Tage auf Nahrung zu verzichten. Was viele Menschen beim Fasten als Hochgefühl erleben, ist nichts anderes als die Erleichterung des Körpers und Stoffwechsels, nicht dauernd mit unangemessener Nahrung belastet zu werden. Denn das Verarbeiten von Nahrung kostet unseren Körper viel Energie, vor allem wenn sie, wie bei industriell hergestellten Produkten üblich, große Mengen an Fett, Zucker und Salz enthalten. Unsere Bauchspeicheldrüse ist aber beispielsweise nicht auf die durch übermäßigen Zuckerkonsum hervorgerufene Dauerproduktion von Insulin ausgelegt, was zu Diabetes Typ 2 führen kann.

Ein paar Sätze zum Thema Fleisch

Auch wenn es für ein paar Jungs ein schwerer Schlag ist, es gibt in der Entwicklungsgeschichte des Menschen keinen belegbaren Zusammenhang zwischen Männlichkeit und Fleisch. Auch die These, dass erst der Fleischkonsum zum Wachstum des menschlichen Gehirns geführt hat, ist sehr umstritten. Denn der Verzehr von rohem Fleisch ist energetisch ziemlich ineffizient und erfordert ein extrem starkes Gebiss, um Muskeln, Sehnen und Kollagen verdauen zu können. Raubtiere haben außerdem einen relativ kurzen Verdauungstrakt. Mit beidem, einem entsprechendem Gebiss und kurzem Verdauungstrakt, ist der Homo sapiens allerdings nicht ausgestattet. Jeder, der schon mal versucht hat, ein Wildschwein mit der Hand zu fangen und ihm die Kehle durchzubeißen, weiß, zumindest in Sachen Zähnen, worum es geht.

Der in Grillworkshops gerne zitierte Neandertaler war gegenüber dem Homo sapiens zudem noch mit 25 Prozent mehr Muskelmasse ausgestattet, am Tag 25 bis 30 Kilometer unterwegs und zu 90 Prozent Veganer, der sich von Wurzeln, Samen und Beeren ernährte. Wenn es Fleisch und Fisch gab, dann Wildfang aus natürlicher Umgebung. Der »moderne Neandertaler« bewegt sich heute im Schnitt unter einem Kilometer pro Tag und erlegt sein Wild mit Jogginghose und Badelatschen an der Metzgertheke. Ganz im Ernst, Fleisch spielt in der Entwicklung der Menschheit eine untergeordnete bis gar keine Rolle.

Die Magie des Feuers und des Kochens

Was macht den Menschen einzigartig? Nach und nach konnte die moderne Wissenschaft all jene Fähigkeiten, die uns Menschen so besonders machen, auch bei anderen Spezies nachweisen. Sprache, Lachen, Leiden, Vernunft, Rechnen und Selbsterkenntnis lassen sich auch in der Tierwelt beobachten. Was macht dann den Unterschied? Wie wäre es mit der Fähigkeit, Feuer zu machen – und zu kochen?

Das ist zumindest eine spannende These, die bereits seit Jahrhunderten als Beitrag zur Evolutionstheorie diskutiert wird. Dabei wird das Kochen nicht nur als die einzige Tätigkeit beschrieben, die ausschließlich der Mensch ausführen kann, sie ist auch eine elementare Grundvoraussetzung seiner Entwicklung. Demnach wäre es für unsere Vorfahren unmöglich gewesen, sich ohne Feuer zum Homo sapiens entwickeln zu können. Denn um unsere massiv energieintensiven Gehirne mit ausreichend Nährstoffen zu versorgen, ist gekochte Nahrung wesentlich effektiver und energetisch gehaltvoller als ungekochte Nahrung.

Durch das Kochen lässt sich die Nahrung einfacher kauen und dem Körper werden energieaufwendige Verdauungsvorgänge abgenommen. Ein großer Vorteil für Jäger und Sammler, die dadurch aus kleineren Nahrungsmengen wesentlich mehr Energie gewinnen konnten. Unter der Einwirkung von Hitze verändern sich Nahrungsmittel chemisch oder physikalisch. Pflanzen wie Maniok, die in rohem Zustand giftig sind, werden so genießbar. Proteine, die man sich wie ein zusammengefaltetes Papier vorstellen kann, entfalten sich, und es entsteht eine größere Angriffsfläche für unsere Verdauungsenzyme. Über einen entsprechend langen Zeitraum hat Feuer die Kraft, selbst zähes Kollagen im Bindegewebe der Muskeln zu einer verdaubaren Gallertmasse zu verwandeln.

Durch den Einsatz von Feuer stand unseren Vorfahren ein erheblich größeres Spektrum an energiereicher Nahrung zur Verfügung. Zudem stand ihnen dadurch viel mehr Zeit für andere Dinge, wie der Futtersuche und dem Kauen, zur Verfügung. Hierzu ein treffendes Zitat des griechischen Arztes Galenos: »Gefräßige Tiere sind stets am Fressen, und ebenso unablässig scheiden sie aus. Sie führen, wie Platon sagt, ein der Philosophie und Musik abträgliches Leben, während erhabenere Tiere weder andauernd essen noch ausscheiden.« Indem uns das Kochen von der Notwendigkeit der ständigen Nahrungsbeschaffung und Verdauung erlöst, hat es uns den Weg zu Philosophie und Musik geebnet. Was für ein schöner Gedanke, denn auch im Ayurveda spielt das Thema Feuer eine ganz zentrale Rolle, wie du gleich sehen wirst.

ERNÄHRUNG UND HEILUNG IM AYURVEDA

Reisen wir nun von der Geburtsstunde des Kochens viele Hunderttausende Jahre nach vorn in die Zeit um 5.000 v. Chr., als das faszinierende Wissen des Ayurveda entstand. Mit seinem allumfassenden Ansatz beschreibt Ayurveda Gesundheit und Krankheit auf eine ganz andere Weise als unsere heutige Medizin. Dennoch kann man dank seiner klaren Systematik auch Ayurveda als ein wissenschaftliches System betrachten. Der grundlegende Ansatz besagt, dass alles, was den Menschen nährt, ihn auch heilen kann. Und damit sind nicht nur rein grobstoffliche Dinge gemeint. Die Nahrung wird hier viel weiter gefasst und bezieht alle Aspekte und Dimensionen der menschlichen Existenz ein.

Besonders deutlich wird das anhand einer Episode aus den alten Schriften, die von *Jivaka*, Buddhas persönlichem Arzt, berichtet, der anlässlich seiner Abschlussprüfung in die Natur ziehen sollte, um alles zu sammeln, was keine Heilwirkung besäße. Alle anderen Schüler kamen nach einiger Zeit zurück und zeigten ihre Ergebnisse. Nur Jivaka blieb mehrere Tage aus und kam dann mit leeren Händen zurück. Als Bester unter den Schülern wurde er ausgezeichnet, denn aus ayurvedischer Sicht gibt es nichts, was keine Heilwirkung besitzt. Mit dieser Grundhaltung trifft Ayurveda heute auf ein komplett unterschiedliches Medizinverständnis mit einer strikten Trennung zwischen Lebensmitteln und Arzneimitteln. Per Definition dienen Lebensmittel dem allgemeinen Verzehr, Arzneimittel sind hingegen Substanzen, die Eigenschaften besitzen, um Krankheiten des Menschen zu behandeln oder zu vermeiden. Der Grundansatz ist ähnlich dem Ayurveda, denn im Kern geht es dabei insbesondere um die Beeinflussung physiologischer Funktionen des Körpers.

Viele Regelungen bei Arzneimitteln dienen dem Schutz der Patienten, was sehr wichtig ist. Schwierig wird es allerdings, wenn es zu regeln gilt, was heilsam ist und was nicht. Denn dafür sind strikte Vorgaben für die Zulassung erforderlich, was mit immensen Kosten für die Forschung, Studien etc. verbunden ist. Da ist man als kleiner Ayurveda-Koch, der über Heilkräuter in der Küche erzählt, relativ schnell raus aus dem Spiel.

Demgegenüber steht aber der immer größer werdende Wunsch vieler Menschen nach natürlichen und sanften Heilmethoden für eine dauerhafte Gesundheit. Dafür hat der Ayurveda einige sehr spannende Antworten parat. Hier geht es in allen Lebensphasen um Wohlbefinden, Harmonie und Balance, also ein ausgeglichenes, erfülltes Leben. Viele chronische Erkrankungen können mit der Kraft des Ayurveda in wenigen Wochen gelindert oder sogar geheilt werden.

Das ayurvedische Verständnis der Interaktion und Kommunikation zwischen Mensch und Umwelt, wozu auch die Ernährung und Heilmittel gehören, ist allumfassend: Jeder Aspekt der Wirklichkeit, sei es das Klima, die Landschaft, die Gestaltung von Räumen, Musik mit wohltuenden Klängen, die Mahlzeiten, die Art der Kommunikation oder spezielle Kräuter, all das beeinflusst die Körperfunktionen und greift somit auch in den Stoffwechsel ein.

Die Ernährung ist ein integraler Bestandteil jeder ayurvedischen Therapie; denn das Essen ist der intensivste Kontakt, den wir mit unserer Umwelt haben können. Im Rahmen des Verdauungsprozesses werden fremde Substanzen, die von außen kommen, in körpereigene Substanzen verwandelt. Wir bestehen letztlich aus all dem, was uns als Nahrung in der Vergangenheit zugeführt wurde.

Die Anwendung von wohltuender Nahrung allein ist der bewirkende Faktor für das Gedeihen des Menschen; und die Anwendung von nichtwohltuender Nahrung ist die Ursache der Krankheiten.

CHARAKA SAMHITA 1.25.31

OHNE ERNÄHRUNGSUMSTELLUNG KEINE ERFOLGREICHE THERAPIE

Am Anfang jeder Ayurveda-Therapie steht eine grundlegende Überprüfung und gegebenenfalls eine Umstellung der Ernährungs- und Lebensgewohnheiten. Denn eine der elementarsten Säulen des ayurvedischen Gesundheitskonzeptes besteht darin, Lebensmittel, Gewürze und Kräuter so aufeinander abzustimmen, dass die Balance der Doshas Vata, Pitta und Kapha gefördert beziehungsweise wiederhergestellt wird. Im Ayurveda sind die Grenzen zwischen Prävention und Therapie fließend. Daher ist es nicht verwunderlich, dass viele Zubereitungen, die in Indien als anerkanntes Heilmittel gelten, in Europa als Lebensmittel, Nahrungsergänzungen oder Kosmetika bezeichnet werden: Kurkuma ist hierzulande hauptsächlich als Gewürz bekannt, in Indien aber auch als hochwirksames Heilmittel.
Während man im Westen die Ernährung ganz stark aus einer funktionalen Perspektive betrachtet, spielen im Ayurveda in Bezug auf Nahrung andere Aspekte eine sehr große Rolle. So existieren weitere Ebenen, die darüber entscheiden, wie das, was wir zu uns nehmen, auf unseren Körper und unseren Geist wirkt. Der Ayurveda beschreibt diese acht Aspekte:

1. Eigenschaften der Nahrung

In der Bhagavad Gita, quasi der Bibel des Hinduismus, wird Nahrung in drei Klassen unterteilt, in denen sich auch die Ideen der Gunas widerspiegeln:

- Nahrung in der Erscheinung der Tugend (Sattva)
- Nahrung in der Erscheinung der Leidenschaft (Rajas)
- Nahrung in der Erscheinung der Unwissenheit (Tamas)

Am wohltuendsten und gesündesten sind die Nahrungsmittel der Tugend. Dazu zählen Milchprodukte (die eine herausragende Bedeutung im Hinduismus haben), Getreide, Früchte und Gemüse. Die Bhagavad Gita drückt es wörtlich so aus: »Sie verlängern die Lebensdauer, läutern die Existenz der Menschen, geben Kraft, Gesundheit, Glück und Zufriedenheit.«

2. Zubereitung der Nahrung
In der gesamten vedischen Kultur wird sehr großer Wert auf innere und äußere Reinheit gelegt. So können Herz und Verstand von allen Unreinheiten befreit werden. Die Küche, alle Kochgeräte und vor allem der Koch sollten aufgeräumt, sauber und achtsam sein.

3. Kombination von Nahrung
Nahrung sollte stets so zusammengestellt sein, dass alle Aspekte des Geschmacks, der Verdaubarkeit und der einfachen Aufnahme aller Nährstoffe berücksichtigt sind. So schlägt der Ayurveda vor: Reis und anderes Getreide passen sehr gut zu Gemüse und Hülsenfrüchten. Milchprodukte passen gut zu Getreide und süßem Obst, Frischmilch sollte dagegen nicht mit Gemüse, sauren Früchten oder fermentierten Produkten verzehrt werden.

4. Menge der Nahrung
Wie sehr uns eine Mahlzeit nährt, hängt nicht von theoretischen Nährwerten ab, sondern vor allem davon, wie viel unser Verdauungssystem aufnehmen kann und wie belastbar es ist. Der Magen braucht Platz zum Verdauen. Bei einem durchschnittlichen Magenvolumen von 1,5 Litern sollten laut Ayurveda 0,5 Liter für Bewegung (Vata), 0,5 Liter für Flüssigkeiten (Kapha) und 0,5 Liter für feste Nahrung (Pitta) kalkuliert werden. So sind alle Doshas berücksichtigt und die Nahrung in einem gut verträglichen Gleichgewicht.

5. Niemals das Verdauungsfeuer löschen
Das Feuer ist das Synonym für das Verdauungsfeuer *Agni* im Ayurveda (siehe Seite 112 f.). Auch in unserer modernen Welt verwenden wir dieses

Bild, wenn wir vom Verbrennen von Kalorien sprechen. In den Veden nennt sich dieses Feuer *Jatharagni*, das Feuer im Bauch. Wasser und Feuer sind bekanntlich Antagonisten, deswegen gelten im Ayurveda folgende Grundsätze bei der Aufnahme von fester Nahrung und Flüssigkeiten: Trinken vor dem Essen löscht das Verdauungsfeuer und es besteht die Gefahr des Überessens. Maßvolles Trinken während des Essens, und zwar warmer oder zimmerwarmer Getränke, gilt als förderlich, da es den Speisebrei geschmeidig macht. Nach Abschluss der Mahlzeit sollten die Verdauungssäfte allerdings nicht weiter verdünnt werden.

6. Herkunft der Nahrung

Der Gedanke, dass die Energie des Kochs auf die Speisen übergeht, gilt auch für die Produktion der Lebensmittel. Sie sollte stets achtsam, in der nötigen Demut und mit Respekt vor der Schöpfung erfolgen. In unserer modernen Welt trifft dies am ehesten auf alle biologisch-dynamisch erzeugten Produkte zu.

7. Zeit der Nahrungsaufnahme

Die Hauptmahlzeit sollte im Optimalfall um die Mittagszeit eingenommen werden, da hier das Verdauungsfeuer am stärksten ist. Nach einer kleinen Mahlzeit sollten drei Stunden, nach einer üppigen Mahlzeit mindestens fünf Stunden vergangen sein, bis wieder etwas gegessen wird.

8. Atmosphäre und Umfeld der Nahrungsaufnahme

Eine entspannte Atmosphäre und gute Laune beim Essen wirken sich sehr positiv auf die Verdauung aus. Das Umfeld sollte einladend und die Gespräche bei der Mahlzeit erbaulich und friedvoll sein. Jegliche negativen Emotionen sollten vermieden werden.

DIE HEILKRAFT VON LEBENSMITTELN

Im Ayurveda wird sowohl bei ganz normalen Lebensmitteln, wie Reis, Gemüse und Milchprodukten, als auch bei den Tausenden traditionellen Kräuterzubereitungen die Wirkung auf den Stoffwechsel beschrieben. Dabei spielt das Verdauungsfeuer (Agni) eine zentrale Rolle. Die Verdauung eines Lebensmittels und seine Umwandlung in das entsprechende Körpergewebe können bis zu 30 Tage dauern. Der Einfluss, den eine aufgenommene Substanz auf den Körper hat, ist also viel komplexer, als wenn man bloß die Vorgänge in Magen und Darm betrachten würde. Damit ist Ayurveda aktueller denn je, denn die Wissenschaft erkennt zunehmend, wie vielschichtig das Thema Ernährung jenseits von Listen und Laboranalysen wirklich ist.

DIE ELEMENTARE BEDEUTUNG DER VERDAUUNG UND DES VERDAUUNGSFEUERS AGNI

Im Ayurveda geht man davon aus, dass jeder Mensch über zwei Verdauungsfeuer verfügt: Das eine sitzt im Kopf und verarbeitet, sprich verdaut, alle feinstofflichen Eindrücke; das andere sitzt im Magen und verdaut alle grobstofflichen Eindrücke, also Nahrungsmittel. Aus diesem Grund bilden im Ayurveda seit Jahrtausenden der Darm samt dem gesamten Verdauungstrakt und die Psyche ein gemeinsames System. Diese enge Verbindung wurde mittlerweile auch von der Medizin entdeckt und es wird intensiv zu diesem Thema geforscht.
Mittlerweile gilt der Magen-Darm-Trakt neben dem Sympathikus und dem Parasympathikus als dritter Bestandteil des vegetativen Nervensystems und wird als enterisches (vom Darm kommendes) System bezeichnet. Er ist von einem Netz aus über 100 Millionen Nervenzellen durchzogen und besitzt somit fünfmal so viele Neuronen wie das Rückenmark. Das enterische Ner-

vensystem arbeitet völlig autonom, ist aber den Einflüssen der beiden anderen Bereiche (Sympathikus und Parasympathikus) ausgesetzt. Bei vielen Krankheiten spielt der Darm eine zentrale Rolle. Das ist nicht verwunderlich, wenn man bedenkt, dass beim Heranwachsen neuen Lebens aus den ersten drei Zellknoten, die sich bilden, später Herz, Darm und Gehirn entstehen. Die Tatsache, dass der Darm ähnlich viel Nervenzellen wie unser Gehirn besitzt, unterstreicht ebenfalls seine zentrale Bedeutung.

VERDAUUNG UND STOFFWECHSEL IM AYURVEDA

Verdauung und Stoffwechsel laufen in drei Stufen ab. Hier begegnen wir dem Verdauungsfeuer Agni. Das Agni kann je nach Konstitution und je nach Gesundheit stark bis schwach sein.
Vata: schwankendes Verdauungsfeuer; macht sich durch Verstopfung und Durchfall im Wechsel bemerkbar
Pitta: starkes Verdauungsfeuer; Stuhlgang oft mehrmals am Tag
Kapha: langsames Verdauungsfeuer; träger Stoffwechsel, der das Gegessene langsam verarbeitet; einmal täglich Stuhlgang normal
Agni ist dann optimal ausgeglichen, wenn die Doshas und die Gefühle im Gleichgewicht sind.

DIE RÜCKSTÄNDE: AMA

Ama heißt wörtlich übersetzt »nicht ausreichend durch das Verdauungsfeuer verbrannt«. Ama besitzt folgende Eigenschaften: kalt, schwer, feucht, dick, klebrig, trüb, zur Gärung neigend. Wenn man die Ernährungsgewohnheiten im Westen betrachtet, kann man davon ausgehen, dass die meisten

Menschen ausscheidungspflichtige Stoffe im Organismus haben. In Indien leitet man die Schlackenstoffe mit einer großen Reinigungskur (Panchakarma) aus. Damit wird vorbeugend gearbeitet, denn die Gesunderhaltung des Menschen steht im Ayurveda an erster Stelle. Auch bei schon bestehenden Erkrankungen findet diese Kur erfolgreiche Anwendung.
Ama wird im Körper auf zwei Ebenen produziert:

1. Lokales Ama: Diese Form wird normalerweise im Magen-Darm-Trakt produziert.
2. Systemisches Ama: Ama kann auch auf den systemischen Ebenen gefunden werden, wenn es den Darm verlässt und andere Strukturen schädigt.

Zur Erklärung von lokalem und systemischem Ama: Unvollständig verdaute Nahrungsbestandteile sammeln sich im Darm, was zu Darmerkrankungen, wie zum Beispiel Gastroenteritis, führen kann. Dies beschreibt lokales Ama. Wenn nun ein Teil der unverdauten Stoffe (Ama) die Darmschleimhaut durchdringt, zirkuliert es im Körper und wirkt als ein Antigen, was in großem Maße zu einer Verunreinigung des Gewebes führt. Rheumatoide Arthritis ist ein Beispiel für solch eine Krankheit, bei der ein Antigen-Antikörperkomplex die Gewebeschädigung verursacht. Dies beschreibt systemisches Ama: Systeme außerhalb des Darmes werden geschädigt.

Symptome und Ursachen für Ama

Es gibt verschiedene Hinweise auf das Vorhandensein von Ama auf die du achten kannst. Folgende Symptome deuten auf Ama hin:

- Verdauungsstörungen, klebriger, stinkender Stuhl
- Mundgeruch und dauerhafter Zungenbelag
- Auswurf von klebrigem Schleim, Appetitverlust

- Geschmacksverlust
- Aufgeblähter Bauch oder Brustkorb mit Druckschmerz
- Schweregefühl
- Müdigkeit
- Kraftlosigkeit, Abstumpfen des Geistes und der Sinne

Um bewusst nicht zu viel Ama aufzubauen, kannst du folgende Faktoren vermeiden:

- Trockene und kalte Lebensmittel
- Saure, schleimhautreizende Lebensmittel
- Schwere Lebensmittel wie Fleisch, sehr fetthaltige Lebensmittel und kalte Milchprodukte
- Blähende, ungekochte Lebensmittel wie Kohlgemüse, Salat, Zwiebeln, Knoblauch
- Nahrungsaufnahme, bevor die vorangegangene Mahlzeit komplett verdaut ist
- Unregelmäßige Nahrungsaufnahme
- Vergorene, künstlich hergestellte und künstlich haltbar gemachte Nahrung
- Zu viel Essen
- Unsachgemäß durchgeführtes und zu häufiges Fasten
- Starke Emotionen bei der Nahrungsaufnahme wie Zorn, Angst, Gier, Kummer, Stress
- Ungünstige Kombinationen von Lebensmitteln.

Besonders achtsam sollte man bei der Verwendung von Milch sein! Denn Milch gilt zwar im Ayurveda als klassisches Aufbautonikum, sie ist aber schwer verdaubar und sollte daher immer nur gekocht und zusammen mit Gewürzen wie Kardamom, Zimt und Muskat verzehrt werden.

Daneben sollte Milch nie mit Saurem, Salzigem, Fleisch, Fisch, Knoblauch, Rettich, Granatäpfeln, Blattgemüse, Sesamsamen, Basilikum, Senf und Bananen kombiniert werden. Besser verträglich ist Milch in Kombination mit Getreide, Reis, Honig, Mango, Zucker, Weintrauben, Ingwer, Pfeffer, Zimt, Kardamom und Ghee.

Weitere Kombinationen, die zur Bildung von Ama führen können:

- Fleisch sollte nie mit Honig, Sesam, Milch, Rettich, Zucker oder Sprossen gegessen werden.
- Fisch nie mit Bananen, Joghurt und Buttermilch kombinieren
- Honig und Ghee sowie Honig und Wasser nie zu gleichen Teilen einnehmen und Honig auf keinen Fall über 45 Grad erhitzen

Zur besseren Übersicht habe ich dir auf der gegenüberliegenden Seite zehn goldene Regeln notiert, die dafür sorgen, dass dein Verdauungsfeuer gut funktioniert. Darüber hinaus gibt es noch eine elfte Regel, die ich ganz besonders wichtig finde, denn sie lautet: locker bleiben, DU hast die Wahl! Es geht nicht darum, jeden Tag akkurat alle Punkte abzuhaken. Wichtig ist, dass man beginnt, sich wieder für sein Leben und sein Wohlbefinden zu interessieren.

Locker bleiben gelingt natürlich am besten, wenn du entspannt bist. Zum Thema Entspannung hält der Ayurveda auch so einiges bereit, wie du im nächsten Kapitel erfahren wirst.

DIE ZEHN GOLDENEN REGELN FÜR EIN GUT FUNKTIONIERENDES AGNI

1. So oft es geht, warme Mahlzeiten und warme Getränke (zumindest Zimmertemperatur) zu sich nehmen
2. Jeden Tag einen halben Liter warmes Wasser zusätzlich aus der Thermoskanne schluckweise trinken
3. Vor jeder Mahlzeit, vor allem am Morgen und am Abend, ein kleines Stück Ingwer essen. (Ausgenommen sind Menschen mit massiven Pitta-Störungen wie Magengeschwüren und starkem Sodbrennen. In dem Fall ein Stück frische Kurkuma kauen.)
4. Nicht mehr essen, als in die zu einer Schale zusammengelegten Hände passt
5. Jeden Bissen mindestens 20-, besser 30-mal kauen
6. In Ruhe essen, nicht im Stehen oder Gehen
7. Keine kalten Getränke vor, zum oder nach dem Essen zu sich nehmen, das heißt Bier oder Eis als eigenständige Mahlzeiten ansehen
8. Salat, soweit es geht, vermeiden, wenn, dann höchstens Rucola, Portulak, Feldsalat und Wildkräuter, am besten eingebunden als Beilage zu einer warmen Mahlzeit
9. Mindestens 30 Minuten Bewegung an der frischen Luft
10. Mindestens eine Stunde vor dem Zubettgehen nicht mehr fernsehen und zum Einschlafen keine blutigen Krimis und Psychothriller lesen

ENTSPANNUNG

Mal ehrlich: Gibt es jemanden unter uns, der von sich behaupten kann, dass er völlig stressfrei lebt? Wahrscheinlich nicht. Stress nimmt seit Jahren zu und ist mittlerweile zu einem festen Bestandteil unseres täglichen Lebens geworden. Laut einer Umfrage der Techniker Krankenkasse aus dem Jahr 2021 fühlen sich knapp 70 Prozent der Arbeitnehmer*-innen regelmäßig gestresst, 25 Prozent gaben an, unter chronischem Stress zu leiden. Das Problem ist auch schon längst in den Schulen angekommen: Knapp 30 Prozent der Grundschüler zeigen Stresssymptome wie Schlafstörungen, Magenkrämpfe und Angstattacken. Laut Angabe der Deutschen Rentenversicherung ist für jede zweite Frühberentung eine Erkrankung der Psyche verantwortlich.

Stress ist mittlerweile ein zentrales Element der modernen menschlichen Erfahrung. Es gehört sich geradezu, gestresst zu sein oder mitteilen zu können, wie viel man zu tun hat. Von Beziehungsproblemen bis hin zu beruflichen Umwälzungen dringt Stress in alle Bereiche unseres Lebens ein. Während ein wenig Stress angemessen und sogar produktiv ist, wissen wir inzwischen, dass zu viel Stress extrem schädlich sein und unsere körperliche, geistige und emotionale Gesundheit beeinträchtigen kann.

Im Ayurveda ist Stress als *Sahasa* bekannt: Schon vor mehr als zweitausend Jahren benennt der Arzt und Weise Charaka den Einfluss von Stress auf den Körper und warnt explizit vor den krank machenden Auswirkungen.

ÜBER DEN STRESS

Biologisch wird unter Stress zunächst einmal alles verstanden, was eine erhöhte körperliche oder seelische Anspannung auf den Organismus ausübt, real oder offensichtlich. Ganzheitlich betrachtet handelt es sich dabei um einen Zustand der Erregung, der sowohl unsere täglichen Entscheidungen als auch unsere Gesundheit beeinflussen kann. Ausgelöst wird Stress durch ganz unterschiedliche Faktoren, wie durch unbekannte Situationen, Lampenfieber, Schmerz, Angst, Schock, Trauer, Wut, Umweltveränderungen, extreme Temperaturen oder Klimawechsel.

Um das auch noch einmal klar herauszustellen: Nicht jede Art von Stress ist belastend. Es gibt sogar »guten« Stress, der uns als normaler Stimulus körperlich wie psychisch positiv anschubsen und zu besseren Leistungen antreiben kann, der sogenannte Eustress. Dem gegenüber steht der Distress, der als belastend wahrgenommen wird und vor dem Charaka warnt. Zu unterscheiden ist hier außerdem zwischen kurzzeitigem und dauerhaftem Stress. Einen stressigen Tag steckt unser Körper allgemein ganz gut weg. In diesem Fall hilft auch einer der ayurvedischen Top-Tipps: warmes Wasser trinken. Wann immer du ein Gefühl von Anspannung verspürst, hast du damit ein einfaches und sicheres Mittel parat, dich relativ schnell zu entspannen. Wenn es sich allerdings um eine Daueranspannung im Job, Beziehungsleben, die Kinderbetreuung oder andere Bereiche handelt, dann braucht es konsequentere Maßnahmen, um tiefgreifende Auswirkungen und Folgen auf unsere Gesundheit und unsere Beziehungen zu vermeiden.

Mit Blick auf den Ayurveda werde ich mich im Folgenden vor allem auf das Phänomen des negativen oder krank machenden Stresses konzentrieren. Dem Ayurveda zufolge begünstigt dieser die Entstehung von Krankheiten, indem er *Ojahksaya* (Immunschwäche) verursacht. Ist unser Immunsystem geschwächt, wird die Anfälligkeit des Körpers für unterschiedliche Infektionskrankheiten erhöht. Viele moderne Krankheiten, wie Bluthochdruck, Herzkrankheiten, Depression, Diabetes oder Krebs, werden ebenfalls mit andauerndem Stress in Verbindung gebracht.

Hier kommen wieder die Doshas ins Spiel, die durch physischen, psychischen oder umweltbezogenen Stress aus der Balance geraten. Gemäß der individuellen Dosha-Konstitution reagiert jeder Typ anders auf Anspannung und zeigt unterschiedliche Stresssymptome. Eine allgemeingültige Definition von Stress ist daher schwierig.

Der Ayurveda empfiehlt jedoch, Sahasa so weit wie möglich zu vermeiden, denn wie wir schon an einigen Stellen sehen konnten, ist die Balance der Doshas gemäß der individuellen Konstitution ein wichtiger Faktor für ein gutes, gelingendes Leben. Stressvermeidung wird als eine der besten Präventionsstrategien vor Krankheiten angesehen. Und wo dies nicht möglich ist, sollte der Körper einen wohltuenden Ausgleich erfahren, der ihn nährt und schützt. Charaka misst vor allem drei Bereichen des Lebens eine besondere Rolle bei: der Ernährung (*ahara*), dem Schlaf (*svapnoh*) und der Enthaltsamkeit (*brahmacaryamiti*).

Auf den Begriff der »Enthaltsamkeit« gehe ich hier am besten noch einmal explizit ein, denn damit meint Charaka tatsächlich die sexuelle Enthaltsamkeit. Es ging ihm dabei wohl vor allem um Ressourcenschonung. In diesem Sinne schlage ich vor, dies durch die Maxime der Benediktiner zu ersetzen, nämlich das »rechte Maß« zu finden. Denn die Balance zwischen »nicht zu viel« und »genug« fördert die Zufriedenheit und damit auch die Entspannung (siehe auch das Kapitel Nachhaltiger Lebensstil ab Seite 202).

Die wenigsten Menschen, auf die ich im Alltag so treffe, leben nach dieser Maxime oder würden behaupten, dass sie ausbalanciert sind und vor Entspannung nur so strotzen. Das Pendel schlägt vielmehr in die andere Richtung, was in vielen Fällen zu Überforderung und dem Gefühl, nicht mehr hinterherzukommen, führt. Schade, denn die Zeit vergeht und die Lebensfreude bleibt dabei für eine Weile oder auch dauerhaft auf der Strecke.

Ayurveda bietet eine jahrtausendealte und zugleich zeitlose, individuelle Perspektive auf den Umgang mit Stress. Um das Verständnis für dieses Thema zu vertiefen, werden wir uns zunächst noch einmal mit der Evolution und der Entstehung von Stress sowie den möglichen Folgen von Distress beschäftigen.

DIE EVOLUTIONÄRE BEDEUTUNG VON STRESS

Die menschliche Stressreaktion ist eine evolutionäre Anpassung, die uns im Laufe der Jahrhunderte dabei geholfen hat, Krisenmomente zu bewältigen. Damit sind Gefahren jeglicher Art gemeint: Naturkatastrophen, Kriege, emotionale Verluste, Begegnungen mit mächtigen Raubtieren oder auch Alltagssituationen, die Stress in uns auslösen.

Wir nehmen solche Situationen als Bedrohung wahr und unser sympathisches Nervensystem, das nicht unserer bewussten Kontrolle unterliegt, überschwemmt den Körper mit Stresshormonen, vor allem Cortisol. Die Auswirkungen von Cortisol sind über die Hormone, die sich im Körper überall hin ausbreiten können, zu spüren. Cortisol verteilt die Ressourcen des Körpers neu; es stellt dem Gehirn und großen Muskelgruppen mehr Energie zur Verfügung, um die Geschwindigkeit und die Reaktionszeiten zu beschleunigen, gleichzeitig verringert es die Urinproduktion, hemmt Entzündungen, verlangsamt die Verdauungskapazität und unterdrückt die Immunantwort. Insgesamt löst es eine komplexe Kaskade von Ereignissen aus, die als »Kampf-oder-Flucht-Reaktion« bekannt ist. Übrigens wäre damit auch die Frage beantwortet, wo der Auslöser für die massenhaften Schlaf- und Verdauungsprobleme in unserer modernen Gesellschaft zu finden ist.

Die ursprüngliche Funktion von Stress, nämlich uns dabei zu helfen, eine akute lebensbedrohliche Situation zu meistern, ist elementar wichtig, um unser Überleben zu sichern. Bei unseren Vorfahren in den Wäldern oder der Savanne war es allerdings auch so, dass auf die Krisensituation – so man sie überlebt hat – eine entsprechende Ruhephase folgte. So konnten sich die Systeme wieder beruhigen. Denn irgendwann war der Wolf wieder weg und man konnte vom Baum runter und wieder durchatmen. Dass der nächste Wolf gleich um die Ecke kam, war eher selten (der ist wahrscheinlich mit dem Rudel weitergezogen).

Stammhirn trifft auf WhatsApp

Im Vergleich zu unserer gesamten Evolutionsgeschichte haben sich unsere Lebensumstände in den letzten Jahrzehnten enorm verändert. Unser Gehirn muss heute mit unzähligen Eindrücken, Bildern, Entscheidungen, E-Mails, WhatsApp-Nachrichten und sonstigen Errungenschaften der Neuzeit klarkommen – und das alles gleichzeitig! Mittlerweile steht der Wolf nämlich jeden Tag gleich mehrfach vor uns: Man ist morgens schon wieder zu spät dran, die Kinder kommen nicht aus dem Bett, Stau auf dem Weg zur Arbeit, Stress mit dem Vorgesetzten, ich muss meine Position auf der Arbeit gegen den neuen Kollegen verteidigen, die Abgabefrist für mein Projekt war quasi gestern, das Finanzamt will Geld und am Wochenende kommen die Schwiegereltern ...

Dummerweise funktionieren Stresshormone nicht wie ein Lichtschalter, den man einfach ausknipsen kann und dann ist Ruhe. Denn Stresshormone wirken noch lange im Körper nach, viel länger als wir es selbst bewusst spüren und wahrhaben wollen. »Ist der Stresshormon-Regelkreis erst einmal nachhaltig gestört, kann seine Erholung Monate bis Jahre dauern«, warnt Professor Dr. med. Jörg Bojunga von der Deutschen Gesellschaft für Endokrinologie.

DIE FOLGEN VON ÜBERMÄSSIGEM STRESS

Wenn wir unter anhaltendem Stress stehen, können viele Systeme im Körper negativ beeinflusst werden: das Verdauungssystem und die Stoffwechselfunktion (einschließlich Ungleichgewichte des Körpergewichts), das Herz-Kreislauf-System, der Bewegungsapparat, das Nervensystem, das Fortpflanzungssystem und das Immunsystem. Übermäßiger Stress kann sich auch auf unseren mentalen und emotionalen Zustand, unsere Beziehungen sowie die Gesundheit unserer Knochen (und verwandter Gewebe wie Zähne,

Haare und Nägel) auswirken. Ein stressfreieres Leben zu kultivieren ist damit auch ein Beauty-Thema.

Stress neigt dazu, uns auch auf einer systemischen Ebene zu zermürben. Das wird alles oft übersehen oder nicht anerkannt. Wie sonst ist es zu erklären, dass wir uns immer mehr Stressoren aussetzen und uns gleichzeitig viel zu wenige Möglichkeiten schaffen, uns zwischendurch zu erholen und die Doshas wieder ins Gleichgewicht zu bringen? Wie kann an der Stelle Ayurveda helfen?

AYURVEDA ÜBER STRESS

Einer der herausragenden Vorteile des Ayurveda liegt darin, dass er in der Lage ist, eine Vielzahl komplexer Krankheiten und krank machender Aspekte elegant und für Normalsterbliche verständlich zu beschreiben und dabei zu helfen, einen klaren Weg zur Heilung für jeden Einzelnen zu beleuchten. Der ayurvedische Ansatz zur Stressbewältigung ist ein schönes Beispiel dafür.

Als eines der Grundprinzipien des Ayurveda gilt, dass Gleiches Gleiches verstärkt und Gegensätze sich ausgleichen. Ayurveda erklärt das in Form von zehn Eigenschaftspaaren, die sich mit gegensätzlichen Qualitäten gegenüberstehen. Die Idee dahinter ist, verschiedene Phänomene oder Krankheiten zu beschreiben und entsprechend den Qualitäten eine angemessene Behandlung zu finden. Einfaches Beispiel: Bei einer heißen Fiebererkrankung helfen kalte Quarkwickel.

Wenn wir jetzt die Stressreaktion auf ihre wichtigsten Merkmale herunterbrechen und beginnen, die Qualitäten zu verstehen, die sie im Körper aktiviert, gewinnen wir ein intuitives Verständnis dafür, wie wir gegensätzliche Kräfte einsetzen können, um eine Rückkehr zum Gleichgewicht einzuleiten. In den alten Texten des Ayurveda werden zwei Gruppen von je zehn Eigenschaften postuliert, die jeweils ein Gegensatzpaar bilden. Während die Qualitäten der einen Gruppe als aufbauend, nährend und strukturbildend eingestuft werden, gelten jene der anderen Gruppe als reduzierend, erleichternd und abbauend.

Die zehn Gegensatzpaare des Ayurveda

Reduzierend, erleichternd, abbauend (katabolisch)	**Aufbauend, nährend, strukturbildend (anabolisch)**
leicht	schwer
schnell	langsam
heiß	kalt
trocken	feucht
rau	weich
flüssig	fest
hart	weich
beweglich	statisch
feinstofflich	grobstofflich
klar	trüb

Es ist wichtig zu verstehen, dass keine dieser Eigenschaften von Natur aus gut oder schlecht ist, so wie es generell das Schema von Gut und Böse im Ayurveda nicht gibt. Jede Eigenschaft unterstützt auf ihre Weise die Aufrechterhaltung des Gleichgewichts. Ein Zuviel kann genauso problematisch sein wie ein Zuwenig.

Auch hier steht wieder die Balance der Doshas im Mittelpunkt. Wie die Doshas in der Disbalance sowohl psychisch als auch physisch reagieren, zeigt die folgende Tabelle. Auch hieran lässt sich gut ablesen, wann es Zeit für ein wenig mehr Entspannung ist.

Die Wirkung von Stress auf die Doshas

Dosha	Psychische Reaktion	Physische Reaktion
Vata	Ängstlich, nervös, furchtsam, aufgeregt, besorgt, unentschlossen	Extreme Trockenheit; Runzeln auf der Stirn; farblos; trockenes Ekzem; Psoriasis; Kopfschuppen; brüchige, hysterisch abgekaute Nägel oder mit tiefen, langen Rillen; eingerissene Lippen; gespaltene Haarspitzen; Verstopfung; Blähungen; Nervenschmerzen; allgemeine Probleme; Risse an Handflächen und Fußsohlen; Epilepsie; Nierenprobleme; aufgedunsen; Zittern
Pitta	Übermäßig aggressiv, böse, frustriert, verärgert, voller Zorn, kritisch	Weiße Hautflecken; Allergien; brennende Augen und Füße; Akne rosacea; gebrochene Kapillaren; brennendes Ekzem; Röte; starkes Schwitzen; horizontale Kerben in den Nägeln; übersäuert; fiebrige und entzündliche Erkrankungen; Blutungstendenz; Bluthochdruck; Magengeschwüre
Kapha	Negativ, depressiv, lethargisch, besitzergreifend, unfähig loszulassen	Stark ölig; zystische Akne und alle anderen zystischen Zustände, einschließlich faserartiger Tumoren; fehlender Hautton; schlaff; Doppelkinn; verschwollen; Ödeme; starkes Schwitzen (wegen überschüssigen Wassers); nässendes oder juckendes Ekzem; geschwollene Füße und Knöchel; Gewichtszunahme; Beulen an den Nagelspitzen; Asthma; Erkältungen; Husten; koronare Herzkrankheit; Diabetes; Blasensteine

DIE EMOTIONALE AUSWIRKUNG AUF DAS DOSHA

Die jeweils vorherrschenden emotionalen oder körperlichen Reaktionen geben einen Anhaltspunkt für die Lokalisation des Dosha-Ungleichgewichts. Durch die Funktion der Hormone wissen wir, dass Emotionen auf vielerlei Weisen den Körper beeinflussen und charakteristische Veränderungen hervorrufen. Angst beispielsweise stimuliert die Produktion antidiuretischer Hormone, welche die Nierenfunktion beeinflussen. Die Folgen sind eine Austrocknung im ganzen Körper und der Stillstand der Verdauungssäfte. Der trockene Mund, ein klassisches Symptom der Angst, ist ein unmittelbares und offensichtliches Zeichen hierfür. Weniger offensichtlich ist die im Dickdarm hervorgerufene Verstopfung, wenn Angst oder Sorge unbewusst vorhanden sind. Das Auftreten trockener Haut an der Stirn deutet nicht immer auf ein Dickdarmproblem und ein Vata-Ungleichgewicht hin, sondern kann auch auf tiefe Gefühle wie Angst, Sorge oder Furcht hinweisen. Wut und Zorn sind Emotionen von Pitta und wirken sich ebenfalls körperlich aus. Die Trägheit kann ein emotionaler Zustand von Kapha sein und sich beispielsweise durch einen niedrigen Blutdruck äußern.

WAS HEISST DAS JETZT FÜR UNSEREN STRESS?

Noch mal kurz zurück zu unserer Kampf-oder-Flucht-Reaktion: Sie leitet riesige Mengen an Energie an das Gehirn und die großen Muskelgruppen, während sie für den akuten Fall zunächst einmal unwesentliche Aktivitäten (wie die Verdauung und die Immunantwort) herunterfährt – auf die wir allerdings nicht dauerhaft verzichten können. Die Ressourcen des Körpers werden im Stressfall sehr schnell verbraucht, während die Fähigkeit, die Speicher wieder aufzufüllen, gehemmt wird. Daher fällt die Stressreaktion in die Kategorie reduzierend, abbauend, katabolisch.

Sie wirkt aber auch intensiv aktivierend, energetisierend, stärkend, motivierend, mobilisierend und beschleunigend, um uns fit zu machen für den möglichen Kampf. Als Ergebnis aktiviert die Situation die leichten, scharfen, heißen, trockenen, rauen, beweglichen, subtilen und klaren Qualitäten im Körper. Kurzfristig gesehen kann dies vorteilhaft sein, um »in die Gänge zu kommen«. Wenn sich dieses erschöpfende Muster allerdings über einen längeren Zeitraum unkontrolliert erstreckt, wird es uns unweigerlich zermürben. Wie stoppt man den Kreislauf? Wenn es Möglichkeiten gibt, die Anzahl der Stressoren, denen wir jeden Tag begegnen, zu reduzieren, ist dies natürlich ein wesentlicher Ausgangspunkt. Aber es wird immer Faktoren geben, die wir nicht kontrollieren können. So ist die Befähigung unseres Nervensystems, auf diese Situationen gesünder zu reagieren, der wahre Schlüssel zur Wiederherstellung unserer Gesundheit – in der modernen Psychologie wird diese Fähigkeit Resilienz genannt.

EINE RÜCKKEHR ZUM GLEICHGEWICHT: EFFEKTIVE SCHRITTE ZUR ERNEUERUNG DER RESILIENZ

Wenn Gleiches Gleiches verstärkt, Gegensätze sich ausgleichen und die Stressreaktion ihrer Natur nach eindeutig reduzierend, aufhellend und katabolisch ist, dann besteht das Mittel gegen übermäßigen Stress darin, unserem System eine Fülle der gesamten Gruppe aufbauender, nährender Qualitäten anzubieten – durch unsere Ernährung, unseren Lebensstil, unsere Tätigkeiten, unsere Beziehungen. Also genau aus allen Bereichen, die dieser Kompass beschreibt.

Im Fall von Stress bedeutet das, schwere, erdende, langsame, geschmeidige, nährende, weiche und stabilisierende Einflüsse willkommen zu heißen und gleichzeitig zu versuchen, den Einfluss ihrer Gegensätze zu minimieren. Im Grunde ist der ayurvedische Ansatz zum Ausgleich von übermäßigem Stress sehr einleuchtend und nicht sonderlich kompliziert.

Einen Gang runterschalten

Nimm Geschwindigkeit aus deinem Leben. Ich weiß, ich weiß, das geht alles nicht von heute auf morgen, weil dieses oder jenes noch unbedingt gemacht werden muss. Einer meiner Lieblingssätze des Moderators Marcel Reif dazu: »Der Friedhof ist voller unersetzbarer Personen«. Natürlich ist es schön, Dinge im Leben voranzubringen, aber bitte nicht bis zur Selbstaufgabe und totalen Erschöpfung.

Wenn man den Mut hat – und es gehört in der Tat Mut dazu, einen Gang runterzuschalten –, werden die positiven Auswirkungen ziemlich schnell spürbar. Mit der Zeit verstärkt die positive Erfahrung unsere Absicht, noch ein bisschen langsamer zu werden. Rein ayurvedisch ist dieser Effekt ganz leicht erklärbar – zur Erinnerung: Gleiches verstärkt Gleiches. Eine der besten Möglichkeiten, das Tempo zu verlangsamen, ist entschlossene, achtsame Selbstfürsorge: sich jeden Tag Zeit zu nehmen, in sich zu gehen und in die Selbstfürsorge einzutauchen. Das ist der elementare erste Schritt zur Rückkehr zum Svastha, zum Gleichgewicht.

Selbstfürsorge

Das Thema Selbstfürsorge habe ich schon im Beziehungs-Kapitel behandelt. Ich möchte allerdings auch an dieser Stelle noch einmal ein paar wesentliche Aspekte herausstellen. Es gibt unzählige Möglichkeiten der Selbstfürsorge und wie bei den Doshas gibt es auch hier kein Richtig oder Falsch. Yoga ist nicht besser als Stricken, Kochen, Radfahren, Baden oder Fußball spielen. Die Methode, die dir ein Gefühl von Erdung, Entspannung, Wärme, Ruhe und Stabilität vermittelt, eignet sich am besten, um übermäßigen Stress auszugleichen. Das Wichtigste ist, dass du deinem Gefühl folgst, was dir wirklich guttut, und nicht einem Trend. Wenn du bei der Tätigkeit, der du dich widmest, die Zeit vergisst und anschließend ein wenig glücklicher bist als vorher, dann ist das ein guter Indikator dafür, dass sie dir beim Stressabbau hilft.

INSPIRATIONEN ZUR ENTSPANNUNG

Hier nun ein paar Anregungen, wie du entspannen und Stress reduzieren kannst. Wichtig ist auch hier, dich nicht zu überfordern. Suche dir ein oder zwei Dinge heraus und probiere nicht alle gleichzeitig. Statistisch gesehen werden ohnehin nur zehn Prozent aller Vorsätze umgesetzt.

Raus in die Natur

Das einfache, gute alte, wenn auch nicht sonderlich hippe Spazierengehen: In erster Linie geht es darum, den Körper und damit auch den Geist an der frischen Luft in einer möglichst natürlichen Umgebung in Bewegung zu bringen. Ähnlich wie bei einem Rüttelbrett, sortieren sich die Dinge, sobald man sie in Bewegung setzt. Oft reicht es einfach aus, unser Nervensystem der natürlichen Welt auszusetzen, um die »Ruhe- und Verdauungskapazität« des parasympathischen Nervensystems zu aktivieren, das für Entspannungsphasen sorgt.

Ins Wasser eintauchen

Sanus per aquam, kurz Spa: Es gibt fast kein Hotel mehr, das heute keinen Spa-Bereich hat, auch wenn es nur eine Sauna, ein Tauchbecken oder eine Regendusche ist. Die entspannende Heilwirkung des Wassers war in vielen Kulturen bekannt. Vor allem die Römer waren begeisterte Nutzer von Badehäusern und Thermen. Pfarrer Kneipp hat das Thema bei uns wieder salonfähig gemacht. Wasser vermittelt das Gefühl von Schwerelosigkeit und verbindet uns mit unserem Urgefühl, behütet im Bauch der Mutter zu schwimmen. Vor allem warmes Wasser als Gegenpol zur kalten, trockenen Vata-Energie (siehe Tabelle Seite 125) entspannt das Nervensystem, löst Verspannungen und hilft, den Geist zu beruhigen. Natürlich tut es auch die gute alte Badewanne, sofern vorhanden. Wenn du willst, kannst du dein Badewasser mit Rosmarin oder Lavendel verfeinern, beides wirkt entspannend. Wenn du noch einen Teelöffel Natron zufügst, hast du auch noch einen entsäuernden Effekt.

Kräuterauszüge trinken

Das Trinken von Kräutersuden in verschiedenen Varianten ist eine sehr einfache Möglichkeit, schnell Stress abzubauen. Im Ayurveda und auch in der europäischen Klosterheilkunde sind verschiedene Kräuter mit stressreduzierender Wirkung bekannt. Um das Nervensystem zu beruhigen, helfen beispielsweise *Brahmi* (Kleines Fettblatt), Gotu Kola (Indischer Wassernabel), Lavendel, Hibiskus, Rose, Tulsi und Kamille.

Tulsikraut, auch heiliges oder indisches Basilikum genannt, unterstützt die Verdauung und verfügt über herzerwärmende Eigenschaften, um das Bewusstsein zu schärfen, die geistige Klarheit und ein friedliches Gefühl zu fördern. Nicht ohne Grund stehen Tulsisträucher im Umfeld von vielen hinduistischen Tempeln und in fast jedem Innenhof traditioneller südindischer Wohnhäuser.

Ölziehen

Spülen und Gurgeln mit warmem, ungeröstetem Sesamöl oder Kokosnussöl hilft, Spannungen im Kiefer zu lösen, verbessert den Geschmackssinn und entfernt natürliche Giftstoffe aus Mund, Zähnen und Zahnfleisch. Schwenke das Öl von einer Seite zur anderen, von vorne nach hinten – wenn möglich mindestens eine Minute lang. »Ayurveda-Profis« machen es auch fünf Minuten und länger. Das Öl danach ausspucken (in ein Zelltuch oder eine Serviette und dann in den Mülleimer – nicht in den Abfluss) und den Mund mit warmem Wasser ausspülen.

Selbstmassage

Eine Selbstmassage mit Öl beruhigt das Nervensystem, verjüngt das Gewebe und fördert eine gesunde Durchblutung im ganzen Körper. Nicht um-

sonst bedeutet das Sanskrit-Wort für Öl, *sneha*, auch Liebe. Laut Ayurveda bildet Öl eine Schutzhülle um den Körper, die helfen kann, das Nervensystem gegen Stress abzupuffern.
Der Ayurveda empfiehlt, vor jedem Duschen oder Baden circa 1/4 Tasse warmes Bio-Öl (Mandel, Sesam) in die Haut einzumassieren.

Massiere deine Füße vor dem Schlafengehen

Trage vor dem Schlafengehen warmes Öl auf die Füße auf, einfaches Sesamöl reicht. Vergiss nicht, danach Socken anzuziehen, um die Bettwäsche zu schonen. Diese Praxis erdet die Energie, beruhigt das Nervensystem, baut Stress ab, beruhigt den Geist und fördert einen gesunden Schlaf. Nicht vergessen. Und Schlaf ist eine der wichtigsten Regenerations- und Stressreduktionsmethoden!

Aufbauende spirituelle Literatur lesen oder hören

Wenn du schon schlecht drauf bist, sind Krimis, Psychothriller oder sonstige Bücher mit gewalttätigen Inhalten keine wirklich gute Idee. Besser wäre ein (Hör-)Buch, das dich inspiriert und dir neue Perspektiven eröffnen kann.

Feiere deine »Unproduktivität«

Es lebe der Müßiggang als Gegenentwurf zu unserer pervertierten Kultur endloser Produktivität. Viele Menschen empfinden enorme Schuldgefühle, weil sie »unproduktiv« sind. Das Schöne ist, in der Natur geht es nicht um Produktivität, sondern um die Wertschätzung dessen, was schon da ist.

Beziehungen und Freundschaften pflegen

Oft hilft es, sich einfach mal mit einem Menschen, der dich wirklich wertschätzt, auszutauschen. Jemand, der dich einfach mal aus dem Hamsterrad rauszieht, wieder erdet. Eure gemeinsame Aktivität darf, ja sollte sogar, möglichst banal sein: wieder mal ins Kino gehen oder einfach zusammensitzen, quatschen und lachen.

Gönne dir ausreichend Ruhe

Noch mal der vielbesagte Schlaf – man kann es nicht oft genug erwähnen. Schlaf spielt eine entscheidende Rolle bei der Reparatur und Verjüngung von Gewebe (sowohl im Gehirn als auch im ganzen Körper), ermöglicht aber auch eine effizientere Entfernung von Stoffwechselabfällen und natürlichen Toxinen. Wenn der Schlaf eine Sache ist, mit der du zu kämpfen hast – egal, ob du zu viel oder zu wenig Schlaf bekommst – findest du in unserem Kompass und dem entsprechenden Kapitel noch weitere hilfreiche Tipps. Versuche ansonsten, jeden Tag ungefähr zur gleichen Zeit ins Bett zu gehen und aufzustehen, und jede Nacht mindestens acht Stunden zu schlafen.

Etabliere eine tägliche Routine

Im Ayurveda ist man großer Fan von Routinen, die als Anker im Sturm des täglichen Wahnsinns dienen. Was dabei immer gut funktioniert: Ein Glas heißes Wasser am Morgen trinken, einfach fünf Minuten aus dem Fenster schauen oder die erste Tasse Kaffee auf der Couch genießen. Nicht vergessen, es geht immer um die innere Haltung, nicht um die äußere Form, oder ob es cool auf Instagram rüberkommt. Dass Routinen funktionieren, ist eigentlich nicht sonderlich erstaunlich, denn die ganze Natur funktioniert nur über eingespielte Abläufe. Tag und Nacht, Ein- und Ausatmung, Ebbe und Flut, die Jahreszeiten, Pflanzen, Tiere, alles folgt gewissen Mustern. Es ist wichtig, sich daran zu erinnern, gerade in einer Gesellschaft, die völlig ihren Rhythmus verloren hat.
Deine Routine muss nichts Besonderes sein. Ihr Effekt auf dein Nervensystem ist spektakulär genug, denn sie sendet Signale der Sicherheit. Wichtig ist nur, dass du den Ablauf über eine gewisse Zeit etablierst, denn erst

dadurch wird dem Nervensystem ein Gefühl der Vorhersagbarkeit vermittelt und ermöglicht ihm so, sich zu entspannen. Eine Grundvoraussetzung für den Regenerationsprozess.

Unterstützende Kräuter

Im Ayurveda kennt man eine Reihe von Kräutern, die Klarheit und Gesundheit im Geist-Körper-Organismus fördern. Sie stärken gezielt die Psyche und das Nervensystem und können dazu beitragen, die Resilienz gegenüber den täglichen Herausforderungen zu fördern.

Ashwagandha-Pulver ist für seine Wirkung bekannt, den Körper bei der Stressbewältigung zu unterstützen und gleichzeitig den Geist zu beruhigen. Als hoch angesehenes Adaptogen fördert Ashwagandha (auf deutsch bezeichnenderweise Schlafbeere genannt) den ganzen Tag über hochwertige Energie und sorgt nachts für einen gesunden Schlaf.

Brahmi ist ein weiteres Adaptogen, das von Natur aus sehr sattvisch und für seine Fähigkeit bekannt ist, das Nervensystem und den Geist auszugleichen. Es ist ein kühlendes, entspannendes Tonikum für Pitta und hilft, Vata im Geist zu beruhigen.

ADAPTOGENE

Der Begriff Adaptogen leitet sich aus dem Englischen von »to adapt« (anpassen) ab und beschreibt die Fähigkeit von Heilpflanzen, sich auf die jeweilige Störung in beide Richtungen, also je nach Bedarf aktivierend oder reduzierend und somit ausgleichend, auszuwirken. Im Ayurveda wird beispielsweise Brahmi sowohl bei ADHS (reduzierend) als auch bei Depression (aktivierend) eingesetzt.

Du bestimmst das Tempo und was dir guttut

Im Ayurveda geht es im höchsten Maße um Individualität auf der einen Seite und den Gebrauch unterschiedlichster Methoden auf der anderen Seite. Von daher liegt es allein an dir zu entscheiden, wie schnell du auf deinem Weg gehen willst, welche Methode du dabei wählst und wie oft du sie anwendest. Nicht vergessen, es gibt kein Richtig oder Falsch. Du bist in Ordnung, so wie du bist!

Außerdem bietet der Ayurveda Dosha-spezifische Empfehlungen zum Thema Stress, die ich dir in dem folgenden Kasten zusammengefasst habe.

AUSGLEICHENDE VERHALTENSWEISEN FÜR DIE DOSHAS

Vata

Um Vata auszugleichen, werden im Ayurveda diese Verhaltensweisen empfohlen:

- Lausche den Geräuschen fließenden Wassers oder den Wellen des Ozeans.
- Lausche der sanften Musik einer Flöte, Violine oder Sitar.
- Betrachte die aufgehende Sonne.
- Nimm warme Bäder mit aromatischen Ölen von Neroli, Zitrone oder Geranium.
- Verabreiche dir eine sanfte Massage mit Sesamöl.
- Trage Kleidung in warmen Farben, goldenen Schmuck und exotische Parfums.
- Sorge für leichte körperliche Bewegung oder praktiziere Yoga.
- Nimm dir täglich Zeit für Meditation und das bewusste Wahrnehmen des Atems.

Pitta

Um Pitta auszugleichen, werden im Ayurveda diese Verhaltensweisen empfohlen:

- Bewege dich langsam in der Natur und beobachte dein Umfeld.
- Nimm ein kühlendes Bad mit aromatischen Ölen der Rose oder des Sandelholzes.
- Massiere deinen Körper mit kühlenden Kräuterölen.
- Trage sanft blaue oder grüne Kleidung und silbernen Schmuck.
- Schaue dir Kunstwerke an, geh mal wieder ins Museum.

Kapha

Um Kapha auszugleichen, werden im Ayurveda diese Verhaltensweisen empfohlen:

- Betätige dich sportlich. Radfahren, Walking oder sanftes Yoga sind sehr gut für Kapha.
- Beobachte den Sonnenaufgang.
- Tanze zu (rockiger) Musik.
- Schaffe Platz. Miste deine Schränke aus und wirf alles weg, was du im letzten Jahr nicht mehr gebraucht hast.
- Verabreiche dir eine energetische Massage, trocken mit Seidenhandschuh oder mit Distelöl und einer Prise Safran.
- Hilf anderen, engagiere dich sozial.

Eine Atemübung für alle Doshas

Die sogenannte Wechselatmung, *Nadi Shodana*, ist besonders zur Beruhigung von Vata, aber generell für alle Doshas geeignet. Sie aktiviert den Vagusnerv, reinigt die Nadis (die Energiekanäle), synchronisiert die rechte und linke Gehirnhälfte und sorgt somit für den Zustand von Sattva: Klarheit, Ruhe und Gelassenheit. Wenn dich tausend Gedanken jagen, der Tag wie eine Drohkulisse vor dir steht oder du von Unruhe erfüllt bist und du dich nur schwer entspannen kannst, wirkt diese uralte Pranayama-Technik aus der Hatha Yoga Pradipika Wunder. Dafür musst du dich lediglich in eine bequeme und aufrechte Position setzen. Die Wirbelsäule sollte gerade sein, das Becken etwas nach vorn gekippt, weswegen es dienlich sein kann, wenn du dich auf den Rand einer gefalteten Decke setzt. Nadi Shodana ist vielseitig verwendbar, sehr entspannend und du kannst sie morgens, am Abend vor dem Schlafengehen oder vor einer Meditation praktizieren.

NADI SHODANA

Setze dich auf ein Kissen oder an deinen Meditationsplatz auf einen Hocker, auf den Rand einer gefalteten Decke oder auch gerne auf einen Stuhl – du solltest auf jeden Fall entspannt, aufrecht und ohne dich anzulehnen sitzen können.

Hebe deine rechte Hand, klappe Zeige- und Mittelfinger zur Handfläche ein und schließe die Augen. Ringfinger und Daumen sind frei beweglich.

Die linke Hand liegt entspannt auf dem linken Oberschenkel und formt die Chin-Mudra: Lege dazu den Daumen auf den Nagel des Zeigefingers und übe sanften Druck aus. Diese Mudra aktiviert den Energiefluss im Körper und dient der Klärung des Bewusstseins.

Lege den Daumen auf das rechte Nasenloch und atme kurz und tief durch das linke Nasenloch ein.

Nun verschließt du mit dem Ringfinger auch das linke Nasenloch und hältst kurz die Luft in der Lunge.

Dann öffne das rechte Nasenloch und atme lang aus. Die Ausatmung sollte deutlich länger sein als die Einatmung, um den Parasympathikus beziehungsweise den Vagus zu aktivieren.

Du atmest nun durch das rechte Nasenloch wieder ein, verschließt die Nase, hältst die Luft und atmest anschließend wieder links aus.

Bei der Einatmung stelle dir vor, wie du Prana aus der Luft aufnimmst.
Beim Anhalten visualisiere, wie das Prana im ganzen Körper kreist und jede Zelle erreicht.
Bei der Ausatmung stelle dir vor, du lässt nun alles los, was du nicht mehr brauchst, was buchstäblich ver-braucht ist.
Dann beginnt der Zyklus von vorn.
Du beendest Nadi Shodana mit einer Ausatmung aus dem linken Nasenloch.
Um einen regelmäßigen Atemrhythmus zu kultivieren und einen Anker für deine Aufmerksamkeit zu setzen, kannst du im Kopf mitzählen. Zum Beispiel kannst du 2 Zählzeiten einatmen, 2 halten und 4 ausatmen. Du kannst die Zählzeit auch verdoppeln auf 4, 4, 8 oder eine andere Kombination wählen – je nachdem, wie du dich dabei fühlst. Wichtig ist es, schnell und kurz einzuatmen, die Luft nicht zu lang anzuhalten, da sonst Puls und Blutdruck unnötig steigen. Wenn dir der Arm zu schwer wird, stütze ihn mit der linken Hand ab.
Versuche wenigstens zehn Zyklen zu atmen, ein Zyklus beginnt einatmend links und endet ausatmend links. Du beendest die Übung also ausatmend auf dem linken Nasenloch. Lass die Hand sinken und gehe wieder zu einer natürlichen flachen Atmung über, die Augen weiterhin geschlossen.

Im nächsten Kapitel geht es um die tiefste und nachhaltigste Art der Entspannung, die aber leider nicht für alle Menschen selbstverständlich ist, was häufig zu Problemen führt: den Schlaf. Auch zu diesem Thema hat der Ayurveda weise und hilfreiche Ratschläge zu bieten.

SCHLAF

Wir verschlafen etwa ein Drittel unseres Lebens – oder, anders formuliert, wir verwenden ein Drittel unserer Lebenszeit dazu, unseren Körper zu regenerieren, Gelerntes abzuspeichern und Krankheiten abzuwehren. Vor diesem Hintergrund ist Schlaf nicht nur lebensnotwendig, eine gesunde Schlafhygiene ist auch elementar wichtig für unser körperliches und seelisches Wohlbefinden.

GRUNDLEGENDES ZUM THEMA SCHLAF

Viele Aspekte rund um den Schlaf sind noch immer ein Mysterium. Dabei ist das Thema seit jeher Gegenstand der Kunst, Philosophie und Mythologie. Schon in der Antike setzte sich Aristoteles mit dem Phänomen des Schlafs auseinander, genauso wie Hildegard von Bingen im Mittelalter. Es fehlte jedoch lange Zeit das nötige Fachwissen, um die Ursachen von Schlafstörungen zu erkennen und geeignete Behandlungen durchzuführen. Was vor allem daran lag, dass kaum jemand vermutete, welch komplexe physiologischen Vorgänge nachts ablaufen. Man ging vielmehr davon aus, dass der Körper sich nachts abschaltet und in einen simplen, relativ einfachen Ruhezustand übergeht. Erst seit den letzten 100 Jahren wissen wir es dank wissenschaftlicher Untersuchungen besser: Im Schlaf läuft insbesondere unser Gehirn auf Hochtouren, um neuronale Vorgänge zu verarbeiten.
In den Jahrtausende alten Schriften des Ayurveda wurde der Schlaf schon immer als eine der drei Säulen für die Gesundheit des Menschen betrachtet. Ihm wird damit dieselbe Bedeutung für unser Wohlbefinden zugesprochen wie eine sinnhafte, gesunde Ernährung und die Entspannung von Geist und Körper.

WIE HAST DU HEUTE GESCHLAFEN?

Wenn du diese Frage nicht ehrlich mit »gut« oder »sehr gut« beantworten kannst, dann bist du in millionenfacher Gesellschaft. Untersuchungen haben gezeigt, dass die Mehrheit der Deutschen nicht gut schlafen kann, fünf Millionen leiden sogar unter krankhaftem Schlafmangel. Rund die Hälfte der Deutschen kommt morgens nur mühsam aus dem Bett und fühlt sich gerädert, immer noch müde und schlichtweg nicht fit.

Chronisches Schlafdefizit beziehungsweise stressbedingte Schlafstörungen sind heute fast schon normal. Durch die Corona-Pandemie hat sich dieses Phänomen noch verstärkt und auch Kinder und Jugendliche sind zunehmend davon betroffen. Das ist zum einen sicherlich auf die verringerte Bewegung im Alltag zurückzuführen. Zum anderen stieg auch der Medienkonsum, teils bis spät in die Nacht.

Schlafstörungen und nicht erholsamer Schlaf können auf vielfältige Weise zu nachhaltigen Beeinträchtigungen der Gesundheit führen: Das Immunsystem wird geschwächt, man wird reizbar und unkreativ. Die Energie, die der Körper im Schlaf nicht regenerieren kann, kompensiert er oft durch gesteigerten Appetit und mehr Essen. Man kann sich leicht vorstellen, dass damit das Risiko für Übergewicht und Herz-Kreislauf-Erkrankungen deutlich zunimmt. Auch Burn-out und Depressionen werden durch eine ungesunde Schlafhygiene gefördert.

Mal abgesehen davon, dass wir wenig davon halten, krank machende Ursachen mit Symptom-Killern zu unterdrücken, ist es hier auch nicht mit dem Einwerfen einer Schlaftablette getan. Es gibt einfach zu viele Faktoren, die unseren Schlaf beeinflussen. Neben den körperlichen Faktoren spielt auch die Psyche eine Rolle. Unser Bewusstsein ist auch im Schlaf weiter aktiv, zumindest teilweise, und nimmt zum Beispiel Schmerzen, Geräusche oder Helligkeit wahr. Auch das kann die Schlafqualität massiv beeinträchtigen. Glücklicherweise sind wir ja selbstwirksame Wesen und haben die

Macht, ungünstige Faktoren, wie Geräusche, Lichtquellen oder eine unbequeme Schlafumgebung, aktiv zu verändern. Bei einigen Menschen lassen sich allein dadurch schon Schlafstörungen verbessern.

REGENERATION UND VERARBEITUNG

Unser Körper signalisiert uns sehr deutlich, wann er eine Pause beziehungsweise Regeneration braucht. Auch der Abbau der Stoffwechselprodukte, die sich in unserem Körper über den Tag angehäuft haben, macht uns müde. Dabei schüttet die Zirbeldrüse in unserem Gehirn das Hormon Melatonin aus, das die Körperfunktionen langsam auf Sparflamme setzt und uns auf den Schlaf vorbereitet. Dabei fällt unsere Körpertemperatur leicht ab, der Blutdruck sinkt, Atmung und Puls werden langsamer. Auch äußerlich ist das nicht zu übersehen, wir fangen an zu gähnen und es fällt uns zunehmend schwerer, uns zu konzentrieren.

Unser Schlaf-Wach-Rhythmus wird wesentlich davon beeinflusst, wie und welche Botenstoffe in unserem Gehirn ausgeschüttet werden. Die wichtigsten dieser Botenstoffe sind:

Noradrenalin: Es wirkt aktivierend im Gehirn und fördert damit die Wachheit. Durch Benzodiazepine kann der Transport von Noradrenalin zum Vorderhirn verhindert werden. Bei schwerwiegenden Schlafstörungen können sie daher für kurze Zeit als Schlafmittel eingesetzt werden.

Adenosin: Hierbei handelt es sich um eine Substanz, die müde macht. Sie wird ausgeschüttet, wenn wir lange wach waren. Adenosin hemmt die aktivierenden Neurotransmitter wie Noradrenalin.

Melatonin: Dieses Hormon wirkt schlaffördernd, ist selbst jedoch kein Müdemacher. Vielmehr dient es als Zeitgeber: Die erhöhte Ausschüttung von Melatonin signalisiert, dass es Zeit ist, ins Bett zu gehen. Die Bildung von Melatonin wird durch helles Licht gehemmt, weshalb wir besser bei Dunkelheit schlafen. Die Melatonin-Konzentration steigt über Nacht an und erreicht gegen drei Uhr morgens ihren Höchststand. Mit zunehmendem Alter produziert der Körper weniger Melatonin.

DIE SCHLAFPHASEN

Wir sind beim Schlafen nicht untätig und schalten keineswegs – wie lange Zeit angenommen – total ab. Im Gegenteil, während des Schlafs beginnt eine hoch organisierte Abfolge von körperlichen und geistigen Ereignissen. Im Normalfall dauert das Einschlafen fünf bis 30 Minuten. Im eigentlichen Moment des Einschlafens setzt das Gehirn chemische Substanzen frei, die das Bewusstsein in Sekundenbruchteilen abschalten. Deshalb können wir uns an diesen Moment auch nie erinnern. Er trifft uns wie ein Blitz. Danach wechseln sich Tiefschlaf- und Traumphasen alle 90 Minuten ab. Nur in den Tiefschlafphasen sind unsere Körperfunktionen absolut ruhiggestellt. In den Traumphasen dagegen läuft das Gehirn auf Hochtouren, der ganze Körper steht praktisch unter Strom.

Wir fallen zunächst in den Tiefschlaf. Das ist die Phase der körperlichen Regeneration, in der der Körper große Mengen an Wachstumshormonen ausschüttet. Das Gehirn ist in dieser Phase sehr entspannt. Muskeln können jedoch aktiviert werden. Das ist übrigens auch die Phase, in der Schlafwandler auf Wanderschaft gehen. In der Traumphase hingegen ist unser Gehirn sehr aktiv, die Muskeln sind dafür lahmgelegt. Diese Phase ist auch als REM-Schlaf (Rapid Eye Movement) bekannt. Äußerlich ist sie dem Namen entsprechend daran zu erkennen, dass sich die Augen unter den Lidern schnell hin und her bewegen. Im Traumschlaf findet hauptsächlich die geistige Erholung statt. Nun werden die Themen des Tages verarbeitet. In der ersten Nachthälfte dominieren die Tagesereignisse aus Berufs- und Privatleben, die Speicher werden für den nächsten Tag geleert. In der zweiten

Nachthälfte werden die Träume kreativer, oft auch irreal und bizarr. Jetzt kann sich die Fantasie ungehindert entfalten. In dieser Phase werden vermutlich Bereiche des Gehirns trainiert, die tagsüber unterfordert sind. Sowohl die Regeneration des Körpers als auch des Geistes sind elementar wichtig für die Gesundheit. Gemäß der Philosophie des Ayurveda bleibt so nichts unverdaut und es entsteht kein Ama (Gift-/Schlackenstoffe).

Unser Schlafrhythmus unter der Lupe

Ein wichtiger Taktgeber für unseren Schlafrhythmus ist, wie bereits erwähnt, das Melatonin. Dieser Taktgeber sorgt dafür, dass wir ausreichend Regenerationszeit haben. Wenn wir die Signale unseres Körpers jedoch übergehen, werden wir in der Folge unkonzentriert, reizbar, erschöpft und antriebslos. Gerade dann können sich Fehler und Fehlentscheidungen häufen oder der berüchtigte »Sekundenschlaf« kann sich einstellen und zu gravierenden Unfällen führen.

Dauert der Schlafentzug länger an, steigt der sogenannte Schlafdruck, Körper und Geist werden immer müder. Man hat festgestellt, dass nach einer Wachphase von 17 Stunden die Aufmerksamkeit, Konzentration und Leistungsfähigkeit dem Zustand bei 0,5 Promille Alkohol im Blut gleichkommen. Bereits fünf Stunden später entspricht die Konzentration schon dem Zustand von einer Promille.

In unserer heutigen Leistungsgesellschaft orientieren wir uns bei den Schlafenszeiten häufig nicht mehr an der inneren Uhr, sondern an äußeren Faktoren. Wir Menschen sind tagaktive Wesen, die einer sogenannten Leistungsparabel folgen. Diese verläuft bei jedem Menschen gleich: Die Leistungsfähigkeit steigt vormittags an, erreicht um die Mittagszeit herum einen Höhepunkt und fällt anschließend etwas ab. Am Nachmittag gibt es noch einmal ein etwas abgeschwächtes Leistungshoch. Wann genau deine Leistungsparabel ansteigt, ist allerdings individuell verschieden und hängt von deinem Schlaftyp ab.

EULE ODER LERCHE?

Du hast bestimmt schon von diesen beiden, der Vogelwelt entlehnten Schlaftypen gehört. Damit unterscheiden wir gemeinhin zwischen Langschläfern und Frühaufstehern.

Heutzutage werden wir zumeist zum Frühaufstehen gezwungen, allein aufgrund der Schulzeiten der Kinder oder der allgemeinen Arbeitszeiten. Welcher Rhythmus ganz natürlich und abseits externer Einflüsse in dir wirkt, kannst du daran erkennen, wann du von allein aufwachst und leistungsfähig bist. Lerchen laufen demgemäß früher, Eulen später am Tag zur Höchstform auf. Es gibt sogar Menschen, die besonders stark nachtaktiv sind. Forscher haben herausgefunden, dass die innere Uhr dieser Menschen auf mehr als 24 Stunden pro Tag eingestellt ist. Das ist eine besondere Herausforderung, da sie jeden Tag etwas später müde werden und folglich einem normalen Tagesrhythmus, inklusive der »normalen« Arbeitszeiten, nur schwer folgen können.

Genauso wie der Schlafrhythmus variiert auch die Schlafdauer von Mensch zu Mensch. Im Regelfall liegt die benötigte Schlafenszeit zwischen sieben und 17 Stunden. Babys benötigen rund 14 bis 17 Stunden Schlaf, Jugendliche acht bis zehn Stunden und Erwachsene zwischen sieben und neun Stunden. Der Bedarf ist individuell unterschiedlich, der eine kommt mit mehr, der andere mit weniger Schlaf aus.

Menschen, die sich dem von Unternehmen oder internationalen Märkten vorgegebenen Takt unterwerfen müssen, fällt es besonders schwer, das notwendige Schlafpensum zu erreichen. Eine Schlafdauer von maximal fünf Stunden ist gerade in diesen Kreisen keine Seltenheit. Bedenkt man die Auswirkungen von Schlafmangel auf unsere Reaktionsfähigkeit, müssten diese Personen stets wie Betrunkene handeln. Das kann dramatische Folgen haben: Die Kontrolle, die wir über unseren Körper abgegeben haben, holt er sich über Krankheiten wieder zurück.

Auf die innere Uhr hören

Am gesündesten ist es, wenn wir beim Schlafrhythmus und bei der Schlafdauer dem folgen, was uns die Natur individuell vorgibt.

Viele behalten ihren gewohnten Rhythmus allerdings auch dann bei, wenn sie eigentlich ausschlafen könnten, wie am Wochenende oder zu Beginn des Urlaubs. Vor allem Männer haben Probleme, ihren Wach- und Schlafrhythmus zu durchbrechen. Sie wachen am Wochenende häufig zur gleichen Zeit auf wie während der Arbeitswoche. Frauen können sich leichter anpassen und samstags und sonntags auch mal länger schlafen. Vielleicht stehen auch deshalb meistens die Männer sonntags beim Bäcker an.

Ein weiterer gesundheitsrelevanter Faktor ist die Schlafqualität. Der Schlaf ist deutlich weniger erholsam und regenerativ, wenn wir dabei mehrfach unterbrochen werden. Dann ist es letztendlich erholsamer, wenn wir die ein oder andere Stunde Schlaf weniger bekommen, diese aber ungestört durchschlafen können.

Auch die Umstellung der äußeren Uhr – von der Sommer- auf die Winterzeit und umgekehrt – hat einen gewichtigen Einfluss auf das Wohlgefühl und die Gesundheit. Chronomediziner haben festgestellt, dass in Deutschland das Herzinfarktrisiko in den ersten vier Tagen nach der Zeitumstellung um 35 Prozent ansteigt. Unsere innere Uhr kämpft in dieser Phase mit der Justierung, was vielen offensichtlich große Probleme verursacht und sich wie ein Jetlag mit allen seinen Folgen anfühlen kann. Mögliche Auswirkungen können sein:

- Schlaf- und Essstörungen
- Energielosigkeit bis hin zu Depressionen, Burnout etc.
- Müdigkeit und Leistungsschwäche
- Vermehrter Konsum von Zigaretten, Alkohol, Drogen, Kaffee
- Metabolischer Stress kann – auch bei Nacht-/Schichtarbeit – unter anderem zu Diabetes, Bluthochdruck und Übergewicht führen

Bereits bei einem Schlafmangel über wenige Tage steigt der Spiegel der Stresshormone Adrenalin und Cortisol beträchtlich an. Beide Hormone erhöhen den Blutzuckerspiegel und damit den Insulinbedarf. Im Zuge dessen geraten noch zwei andere Hormone aus dem Gleichgewicht: Ghrelin steuert das Hungergefühl und Leptin das Sättigungsgefühl. Das bedeutet konkret: Schlafmangel verursacht ein größeres Hungergefühl und ein geringeres Sättigungsgefühl.

Was können wir also tun, wenn wir unseren Biorhythmus gezwungenermaßen durchbrechen müssen – etwa, weil wir nachts oder in unregelmäßigen Schichten arbeiten, in eine andere Zeitzone reisen oder die Uhren im Herbst und Frühjahr umstellen müssen?

Kann man den Schlafrhythmus austricksen oder trainieren?

In kleinerem Rahmen passen wir alle unseren Schlafrhythmus flexibel an. Aber kann man Menschen gezielt antrainieren, mit weniger Schlaf auszukommen? In den 1970er-Jahren ging eine kalifornische Forschergruppe unter Leitung der Schlafforscherin Laverne Johnson bei einer Studie dieser Frage nach. Untersucht wurden drei »Normalschläfer-Paare« mit einer Schlafzeit von jeweils acht Stunden pro Nacht. Bei ihnen wurde die nächtliche Schlafzeit von Monat zu Monat um jeweils 30 Minuten reduziert. Zwar litten die Teilnehmer während des Experiments häufig unter Müdigkeit, ihre Leistungsfähigkeit blieb jedoch ungefähr konstant.

Besonders interessant: Alle drei Paare behielten nach dem Experiment eine verkürzte Schlafdauer von durchschnittlich etwa sechseinhalb Stunden bei. Es scheint also durchaus möglich zu sein, sich über einen längeren Zeitraum hinweg in kleinen Schritten ein anderes Schlafverhalten anzutrainieren – sofern man die daraus resultierende Tagesmüdigkeit in Kauf nimmt. Viele Familien mit Kleinkindern können davon ein Lied singen. Ansonsten ist von Experimenten dieser Art ohne eine professionelle Betreuung definitiv abzuraten!

Schicht- und Nachtarbeit

Beim Nachtarbeiten sollte man zunächst zwischen einem dauerhaften Nachtdienst und wechselnden Schichten unterscheiden. Dauerhafte Nachtschichten können Menschen in der Regel ganz gut vertragen. Denn hier verschiebt sich der Schlafrhythmus einfach von der Nacht in den Tag. Prädestiniert für solche Berufe sind die uns bereits bekannten »Eulen«, also Menschen, die gerne nachts aktiv sind und von Natur aus spät ins Bett gehen.

Komplett anders verhält es sich allerdings, wenn sich Tag- und Nachtschichten häufig abwechseln. Wenn eine solche Schichtarbeit falsch geplant wird, kann sie über längere Zeit hinweg krank machen. In Berufsfeldern mit häufig wechselnden Schichten empfiehlt sich daher: nicht mehr als drei Tage Nachtschicht hintereinander.

Zudem gilt in diesen Fällen mit der Uhr zu rotieren: also von der Frühschicht in die übernächste Spätschicht, von der Spätschicht in die übernächste Nachtschicht. So hat man genügend lange Erholungsphasen zwischen den Schichten. Rotieren gegen die Uhr ist für den Körper hingegen schwieriger zu verkraften.

Was tun gegen Jetlag?

Viele Menschen verkraften den Jetlag bei Flügen Richtung Westen, etwa in die USA, besser. Der Tag wird dann etwas länger und es reicht oft schon ein Nickerchen im Flugzeug, um sich der neuen Zeitzone anzupassen. Komplizierter wird es auf dem Weg nach Osten, etwa nach Asien. Da der Tag kürzer wird, haben viele Menschen Probleme einzuschlafen. Am besten lässt man dann eine ganze Nacht aus.

Vergleichsweise unkompliziert ist die Umstellung auf Sommer- beziehungsweise Winterzeit. Menschen, die regelmäßig Probleme damit haben, sollten schon ein, zwei Wochen zuvor damit beginnen, ihren Schlafrhythmus schrittweise umzustellen, sprich einfach jeden Tag ein paar Minuten früher oder später ins Bett zu gehen.

Kann man »vorschlafen« oder Schlaf nachholen?

Abgesehen von der Zeitverschiebung kann der Biorhythmus beim Reisen noch auf andere Art und Weise durcheinandergebracht werden. Viele haben es wahrscheinlich schon mal erlebt: Der Urlaubsflieger geht früh am Morgen und wir hetzen mitten in der Nacht mit den Koffern zum Flughafen. Kann man in solchen Fällen vorschlafen, um nicht schon total erschöpft im Urlaub anzukommen? Dazu sagt Andreas Eger, technischer Leiter des Schlafmedizinischen Zentrums in Dachau: »Zwei Dinge kann man normalerweise nicht erzwingen: Die Zuneigung anderer Menschen und den Schlaf. Sie können versuchen vorzuschlafen, aber zum Einschlafen selbst brauchen Sie einen gewissen Schlafdruck. Gerade, wenn man es unbedingt will, wird es nicht gelingen.«

Umgekehrt ist es schwierig, verlorenen Schlaf nachzuholen, indem man einfach doppelt so lange schläft, etwa nach einer durchgemachten Nacht. Das ist aber auch nicht notwendig, denn der Körper reguliert das Schlafdefizit über einen tieferen Schlaf: Der Anteil des Tiefschlafs steigt innerhalb unseres Schlafzyklus signifikant an – gerade in der ersten Hälfte der Nacht. Auf diese Weise gleichen viele Arbeitnehmer am Wochenende ihren sozialen Jetlag aus. Viele haben unter der Woche Termine und Verpflichtungen, die am Morgen oft zu früh beginnen und am Abend oft zu spät aufhören.

SCHLAF UND SCHLAFSTÖRUNGEN AUS SICHT DES AYURVEDA

Laut Ayurveda sind Schlafprobleme, wie alle anderen Gesundheitsprobleme auch, auf ein Ungleichgewicht der drei Bioenergien Vata, Pitta und Kapha zurückzuführen. Die jeweilige Körperkonstitution oder auch das persönliche Dosha-Verhältnis bestimmen das quantitative Schlafbedürfnis. So benötigen Kapha-Personen mit circa acht bis neun Stunden den meisten

Schlaf, um sich ausgeruht zu fühlen; Pitta-Naturen reichen etwa sieben bis acht Stunden und Vata-Personen können mit sechs bis sieben Stunden Schlaf auskommen.

Unabhängig von deinem Dosha ist es wichtig zu verstehen, dass die Vorbereitung auf die Nacht und einen erholsamen Schlaf nicht erst in dem Moment beginnt, wenn du das Licht ausmachst, sondern in den Stunden zuvor. Wenn du den ganzen Tag wie aufgezogen und ohne jeglichen Rhythmus unterwegs bist, ist es nicht verwunderlich, wenn sich der erholsame Schlaf nicht einstellen möchte.

DIE DOSHAS UND DER SCHLAF

Während ein ausgeglichenes Kapha für einen gesunden Schlaf und Ruhe sorgt, werden Schlafstörungen oder Schlaflosigkeit – auch bekannt als *anidra* (ohne Schlaf) – durch ein Übermaß an Vata- und Pitta-Energie verursacht. Untersuchungen haben gezeigt, dass Menschen mit höheren Vata-Werten in der Regel länger brauchen, um einzuschlafen. Oft wälzen sie sich hin und her und können wegen ihres aktiven Geists nicht einschlafen. Nachts wachen sie häufiger auf und fühlen sich am Morgen folglich weniger ausgeruht. Ein aus dem Gleichgewicht geratenes Pitta dagegen wird mit intensiven, potenziell störenden Träumen in Verbindung gebracht. Zu viel des Guten kann sich aber auch negativ auswirken. So sind Menschen mit erhöhtem Kapha-Dosha tagsüber oft müde und schläfrig, weshalb sie gerne mal ein Nickerchen machen. Erkennst du dich in einem dieser Typen wieder? Vielleicht hast du auch schon eine leise Ahnung, welche Ursachen dahinterstecken könnten. Es gibt eine Vielzahl von Faktoren, wie Ernährung, Stress, Bewegungsmangel und Krankheiten.

Der berühmte Ayurveda-Arzt Charaka legte seinen Blick auf die möglichen Ursachen psychosomatischer Krankheiten. Er betrachtete also das, was durch den Schlafmangel oder die Schlafstörung ausgelöst wird. Demnach manifestieren sich Leiden gleichermaßen auf der körperlichen und geistigen Ebene. Es gibt Vata-, Pitta-, und Kapha-artige Schlafstörungen – jede mit ihrem eigenen Charakter und einer entsprechenden Behandlungslinie. Die Doshas können aber auch einen entscheidenden Einfluss auf unsere Schlafvorlieben und -gewohnheiten haben.

Die Infos im folgenden Kasten sollen dir dabei helfen zu verstehen, wie jedes der drei Doshas deine Schlaferfahrung beeinflusst. Mit welchen Schlafgewohnheiten und -vorlieben kannst du dich identifizieren? Welche Ungleichgewichte beeinflussen deinen Schlaf?

DIE WACHSTUMSJAHRE (DER FRÜHLING DES LEBENS): KAPHA

Lebensphase: Empfängnis bis zur Pubertät (und bis in die 20er-Jahre, in denen das Gehirn weiterwächst und sich entwickelt)

Stimmung: Das Kapha-Dosha verkörpert die »süßen, saftigen Qualitäten der Jugend«. Es ist die Phase der Ernährung und des Wachstums, der geistigen und körperlichen Entwicklung.

Kapha-Typen sind schwere Schläfer, können im Allgemeinen überall ruhig schlafen und werden nicht leicht gestört oder geweckt. Sie lieben es, im Bett zu sein, und schlafen gerne mehr Stunden als jeder andere Typ – vorzugsweise auf einer weichen Matratze, unter beruhigenden, flauschigen Decken.

Interessanterweise benötigen Kapha-Typen tatsächlich weniger Schlaf als Vata- und Pitta-Typen. Kapha-Träume neigen dazu, ruhig, wässrig und emotional zu sein. Wenn Kapha aus dem Gleichgewicht gerät, kann dies zu übermäßigem Schlaf, einem Gefühl von Schwere und Trägheit sowie zu Schwierigkeiten beim Aufwachen führen.

DIE AKTIVEN JAHRE (DER SOMMER DES LEBENS): PITTA

Lebensphase: Pubertät bis Menopause
Stimmung: Pitta ist heiß und scharf. In dieser Phase nutzen wir das feurige Pitta, um im Leben voranzukommen. Der Abschnitt wird durch Aktivität, Leidenschaft und Mut bestimmt. Wir arbeiten an unserer Karriere, dem eigenen Heim und dem Aufbau der Familie.
Häufige Schlafprobleme: Viel Aktivität und zunehmende Verantwortung bedeuten oft länger zu arbeiten, unterwegs zu sein oder sich um Kinder kümmern zu müssen, die den Nachtschlaf stören. Menschen in dieser Lebensphase bekommen oft zu wenig Schlaf. Im Allgemeinen unterstützt uns das Pitta-Feuer und sorgt dafür, dass wir tagsüber munter sind, auch wenn wir die ganze Nacht durchgemacht haben. Der Schlaf ist oft nicht so tief und die Träume sind feurig oder intensiv.

DIE WEISHEITSJAHRE (DER WINTER DES LEBENS): VATA

Zeit: Menopause bis zum Ende des Lebens
Stimmung: Vata ist leicht und subtil. Wir suchen in dieser Phase mehr Verbindung zur Natur, zu Spiritualität und Meditation. Man besinnt sich auf die eigene Göttlichkeit. Viele Menschen verkleinern ihren Haushalt, reduzieren die Arbeitslast und andere Bürden des Lebens.
Gemeinsame Schlafprobleme: Vata und Pitta teilen die Eigenschaft der Leichtigkeit. Menschen in der Vata-Lebensphase haben oft weiterhin einen eingeschränkten Tiefschlaf und mehr Schlafunterbrechungen. Das Bewegungsprinzip sorgt auch dafür, dass es während dieser Phase zu übermäßiger geistiger oder körperlicher Aktivität kommt. Das äußert sich etwa darin, dass das Einschlafen schwerfällt, die Träume aufwühlend sind oder der Körper unruhig wird.

ZU VIEL VATA: UNRUHE, SORGEN, ÄNGSTE

Geistige Unruhe, Sorgen und Ängste sind eine Folge des erhöhten Vata-Dosha. Häufig sind Schlafstörungen auf einen Vata-Überschuss zurückzuführen. Vata beeinflusst unter anderem die Bewegung des Atems, des Herzens, des gesamten Nervensystems und der Verdauung. Es steht auch für die feinstofflichen Körperaspekte der Chakras, *Marmas* oder Nadis (Energiezentren und -bahnen im Yoga), durch welche die Lebensenergie Prana fließt. Vata ist daher ein schwer greifbares Prinzip, das nicht nur grobstofflich wirkt, sondern auch feinstoffliche Funktionen und Formen annehmen kann. Die Krux eines erhöhten Vata besteht darin, dass kostbare Energie in das Durchdenken und die Lösungssuche von Problemen gesteckt wird. Das führt zu Schlaflosigkeit und raubt dem Körper die dringend benötigte Regeneration. Also, achte auf dein Vata (siehe Seite 159 ff.: Tipps für einen erholsamen Schlaf). Es gerät leicht in ein Ungleichgewicht und bedarf großer Nachsicht und Aufmerksamkeit.

Der normale, natürliche Schlaf in der Nacht ist lebenserhaltend. Der durch Tamas verursachte Schlaf ist die Wurzel allen Übels. Ein Übermaß an Tamas erhöht vor allem die seelische Belastung, in deren Folge verschiedene Störungen, wie dauerhafte Trägheit, häufiges Verschlafen, Unausgeglichenheit bis hin zu Depressionen entstehen können. Die übrigen Schlafarten sind auf Dosha-Störungen zurückzuführen, die durch eine unpassende Lebensführung hervorgerufen werden. Aus ayurvedischer Sicht resultieren Schlafstörungen in der Regel aus einem Überschuss an den Elementen Luft und Raum (Vata-Dosha als Bewegungs-Prinzip). Dieser steigert sich noch durch zu viel Stress, Computerarbeit, Ängste, Übermüdung oder gar Depressionen.

Leidet der Mensch an Einschlafstörungen, ist zumeist auch das Pitta-Dosha erhöht. Die häufig anzutreffenden Folgen von regelmäßigen nächtlichen

Entgleisungen, die üblicherweise in der Pitta-Zeit zwischen 22 und 2 Uhr stattfinden, sind unter anderem Leber-, Magen- und Darmprobleme, Blutstörungen, psycho-vegetative Beschwerden, Schmerzsyndrome und chronische Schlafstörungen.

In erster Linie werden Schlafstörungen wie bereits erwähnt durch ein Übermaß an Vata verursacht, was sich verstärkt in der Zeit zwischen 2 und 6 Uhr äußert. In der Regel liegt dies an dem zunehmenden Alltagsstress und den vielen Problemen, die wir tagsüber stemmen müssen. Wenn dadurch das Vata-Dosha im Organismus erhöht ist und in der Nachtzeit auf eine Phase trifft, in der zusätzliche Vata-Energie vorhanden ist, wacht der Mensch durch dieses Übermaß an Bewegung in seinem System auf.

Schläft ein Mensch zu wenig, vor allem im Zeitraum zwischen 22 und 4 Uhr, so wird sein Vata-Anteil zunehmen, da nach 22 Uhr die schlafeinleitende, entspannungsfördernde Kapha-Zeit zu Ende ist. In der Folge werden der Mineralhaushalt (im Dickdarm, in den Nieren, für den Knochenstoffwechsel) und das Nervensystem (vegetative Störungen, Schmerzsyndrome) beeinträchtigt.

Es gibt überdies eine beträchtliche Anzahl von Menschen, die keinem regelmäßigen Schlafrhythmus folgen, also zu sehr unterschiedlichen Zeiten ins Bett gehen. Der Ayurveda-Arzt Charaka geht in seinen Schriften auch auf dieses Phänomen ein und führt die Langzeitfolgen solcher unregelmäßigen Schlafenszeiten auf:

- Kummer
- Stumpfsinn
- Ohnmacht
- Ängste
- Vergesslichkeit
- Kopfschmerzen
- Zustände von Verwirrtheit
- reduziertes Geschmacksempfinden
- häufiges Weinen, vermehrter Tränenfluss
- schwache Verdauung
- Augenschmerzen
- Körper-, Gliederschmerz
- brüchige Stimme

DIE ARTEN DES SCHLAFS NACH CHARAKA

Die elementare Bedeutung des Schlafes wird bei Charaka an mehreren Stellen eindeutig hervorgehoben und ist zusammen mit der Ernährung eine der Therapiesäulen. In der Charaka Samhita heißt es dazu: »Glück, Elend, Ernährung, Abmagerung, Stärke, Schwäche, Potenz, Unfruchtbarkeit, Wissen, Unwissen, Leben und Tod. All das ist abhängig von einem angemessenen oder unangemessenen Maß an Schlaf.«

Charaka benennt folgende Arten des Schlafes:

- Der normale Schlaf ist verantwortlich für Glück, Ernährung, Kraft, Potenz, Wissen und Lebendigkeit.
- Abnormaler Schlaf kann Leiden, Unterernährung, Schwäche, Impotenz, Unwissenheit und Tod verursachen.
- Unzeitiger, übermäßiger und zu wenig Schlaf kann das Glück des Lebens zunichtemachen.
- Richtig beobachteter Schlaf kann glücklich machen.

Weiter führt der indische Gelehrte aus: »Diejenigen, die auf richtigen Schlaf zurückgreifen, sind frei von Krankheiten, haben eine angenehme Einstellung und sind mit Kraft, reinem Teint und Gesundheit ausgestattet. Sie sind nicht zu fettleibig oder zu mager und haben bei allem Wohlstand eine längere Lebensdauer.«

Die vier Schlaf- und Wachzustände

Ganz wichtig ist auch hier noch mal zu erwähnen, dass die Gedanken, Überlegungen und Erfahrungen von Charaka und anderen Gelehrten des Ayurveda mehrere Tausend Jahre alt sind. Zum einem kann uns diese Gedankenwelt verwirren und ungewohnt erscheinen, es zeigt aber vor allem auch, welch unfassbar tiefes Wissen uns im Ayurveda und Yoga zur Verfügung steht. Ein Wissen, von dem wir mehr denn je profitieren können, um Millionen von Menschen von einem der größten Stressoren unserer Zeit zu befreien: der Schlaflosigkeit. In den Texten von Charaka werden die folgenden vier Qualitäten des Geistes im Wach- oder Schlafzustand eingehend beschrieben:

Jagrat ist der Wachzustand, den Menschen erleben, wenn sie nicht schlafen. In diesem Zustand nehmen wir Objekte in der physischen Welt durch die Sinne wahr und identifizieren uns mit dem grobstofflichen Körper.
Svapna beschreibt den Zustand des Schlafens und Träumens bei gleichzeitigem Bewusstsein oder einfach auch einen Zustand des Träumens. Es kann mit dem menschlichen Unterbewusstsein, dem individuellen Geist und der Erinnerung verglichen werden. Es ist auch die erste Stufe in der Praxis von Yoga Nidra, auf welcher der Yogi beginnt, sein Unterbewusstsein zu erforschen.
Nidra ist der traumlose, tiefe, regenerierende und verjüngende Schlaf. Nidra ist ein Zustand tiefer Entspannung. Das Ziel von Nidra ist es, einen Zustand von Samadhi (vollständige Ruhe des Geistes), Erleuchtung oder Glückseligkeit zu erreichen. Genau diesen Zustand möchte man auch mit Yoga oder Meditation erreichen.
Turiya beschreibt den Zustand höchster Freude, Ekstase, Glückseligkeit und reinen Bewusstseins. Turiya ist »der Zustand des Wachschlafs«. Es handelt sich hier um das höhere oder reine Bewusstsein. Es ist der Zustand der Vereinigung, der auch als bewusstes Samadhi bezeichnet wird. Der Eintritt in den Turiya-Zustand erfordert innere Stille und Klarheit. Er kann nur erreicht werden, wenn der Geist frei von mentalen Blockaden und Bindungen an Zeit und Raum ist. Das Ziel von Yoga und Meditation ist es, Turiya zu erreichen, ein Gefühl tiefen Friedens und Einheit mit dem Universum.

AYURVEDISCHE PRAXIS FÜR EINEN GUTEN SCHLAF

Der ayurvedische Behandlungsansatz bei Schlaflosigkeit fokussiert sich auf die Harmonisierung der Doshas und somit der Körperenergien durch Verabreichung pflanzlicher Arzneien, einer personenbezogenen Diät, Entspannungsübungen des Körpers und des Geistes sowie einer Beratung für eventuelle Veränderungen des Lebensstils. Aus diesen Empfehlungen habe ich die folgende Liste der »6 Top-Tipps« zusammengefasst, die in unserer modernen Welt leicht angewendet werden können, um die Schlafqualität zu verbessern.

DIE 6 TOP-TIPPS AUS DEM AYURVEDA FÜR WOHLTUENDEN SCHLAF

1. Eine schwere Bettdecke

Der Trend geht zur Gewichtsdecke und das macht auch Sinn. Ein Übermaß an Vata ist mit einem Gefühl der Leichtigkeit verbunden, vor allem in den Beinen. Zudem geht Vata auch oft mit erhöhter Erregung und Stress einher. Hier kann zusätzliches Gewicht auf dem Körper helfen, mehr Ruhe, Erdung und damit die nötige Entspannung für einen besseren Schlaf zu bringen.

2. Begrenzte Arbeitszeiten

Gerade Vata-Persönlichkeiten lieben es, bis in die späten Abendstunden zu arbeiten. Der Geist ist ständig in Bewegung und findet nicht so leicht Ruhe. Sie sollten sich daher angewöhnen, bereits in der Frühe nach der Morgenroutine mit der Arbeit zu beginnen und am Spätnachmittag und Abend keine an- oder aufregenden Tätigkeiten mehr zu vollführen; das schließt auch Fernsehschauen, am Handy Daddeln oder eine allzu spannende Lektüre mit ein.

3. Vata-reduzierende Ernährung

Achte auf eine Ernährung, die das angesammelte Vata reduziert. Die wichtigsten Eigenschaften sind dabei warm, befeuchtend, nährend, beruhigend, befriedigend und erdend. Warme, frisch zubereitete Speisen, Eintopfgerichte und einfache, mild gewürzte Mahlzeiten wirken besonders wohltuend. Verzichte möglichst auf Rohkost, Brot, Aufschnitt, Käse und liebloses Essen wie Fertiggerichte, Fast Food, Konserven sowie Nahrungsmittel, die Geschmacksverstärker enthalten.

4. Teemischung zur Vata-Beruhigung am Abend

Tees wirken wunderbar entspannend bei erhöhtem Vata. Folgende Teemischung hat sich bewährt: zwei Teile Johanniskraut, ein Teil Melisse und ein Teil Baldrian. Bei Bedarf leicht süßen und bewusst in kleinen Schlucken heiß bis sehr warm trinken. Kamillentee ist nicht nur morgens gut, sondern auch vor dem Schlafengehen, denn er löst den Stress.

5. Yogaübungen

Deine abendliche Yogapraxis (siehe Seite 187 f.) sollte folgende Eigenschaften besitzen: Betonung der Ausatmung, langsame Bewegungen und langes Halten, erdende Körperhaltungen (Asanas) wie Vrkshasana (Baum), Virabhadrasana 2 (Krieger 2) oder Ardha Chandrasana (Halbmond).

6. Atemübungen für einen besseren Schlaf

Ich bin ein großer Fan von Atemübungen als Teil der Routine vor dem Schlafengehen (siehe Kapitel Atem ab Seite 83). Sie reduzieren überschüssiges Vata und haben eine transformierende Wirkung auf die geistige und körperliche Entspannung, was das Ein- und Durchschlafen erleichtern kann. Hier eignen sich besonders die Atemübungen aus dem Pranayama wie tiefe und langsame Bauchatmung, Brahmari (siehe Seite 99), sanftes (!) Ujjayi (Reibelaut, siegreiche Atmung) oder Nadi Shodana (Wechselatmung, siehe Kapitel Entspannung, Seite 136 f.). Weiter unten stelle ich dir außerdem die 4-7-8-Atemtechnik vor, die sich besonders kurz vor dem Schlafengehen bewährt hat.

Die Ratricharya genannte Nachtroutine ist eine der vorbeugenden Gesundheitsmaßnahmen, auf die in der alten Ayurveda-Literatur Bezug genommen wird. Im Ayurveda ist der Schlaf, wie schon erwähnt, eine der wichtigsten Säulen der Gesundheit und für ein langes und gesundes Leben ebenso entscheidend wie die Ernährung. Hier haben wir ein paar einfache Inspirationen für Abendroutinen zusammengestellt, die dir dabei helfen können, einen erholsamen Schlaf zu finden.

KLEINES ENTSPANNUNGS- UND WOHLFÜHLPROGRAMM VOR DEM SCHLAFENGEHEN

Abendliches Spa

Wenn du vor dem Zubettgehen etwas mehr Zeit hast für ein kleines Ritual, dann empfehle ich dir eine Fuß- oder Körpermassage oder ein Bad: Für die Fußmassage eignet sich am besten warmes Sesamöl oder Ghee. Das ist wunderbar, um innerlich zur Ruhe zu kommen und tiefen Schlaf zu finden. Alternativ kannst du auch ein angenehmes Fußbad oder Ganzkörperbad nehmen. Hier ein Tipp für eine energiespendende Bademischung mit ätherischen Ölen zur Harmonisierung aller Körperkräfte: 10 Tropfen Sandelholzöl, 4 Tropfen Ylang-Ylang-Öl, 2 Tropfen

Jasminöl und 2 Esslöffel Mandelöl. Eine andere schöne Mischung besteht aus 2 Esslöffel Hopfenzapfen, 1 Esslöffel Baldrian, 1 Esslöffel Melisse, 1 Esslöffel Lavendelblüten. Sorge für eine angenehme und ruhige Atmosphäre mit Kerzen und entspannender Musik.

Gute-Nacht-Drink

Wohltuend und förderlich für einen guten Schlaf ist die inzwischen sehr bekannte goldene Ayurveda-Milch, am besten frisch und mit viel Liebe zubereitet. Dazu kommen 250 ml Milch (oder eine vegane Variante wie Hafer- oder Mandelmilch, möglichst auf Bio-Qualität achten), 1 Messerspitze Muskatnusspulver, 1 Messerspitze Safran, 5 dünne Scheiben frische Kurkuma zusammen in einen Topf und werden langsam erwärmt, nicht gekocht! Acht Minuten ziehen lassen und bei Bedarf leicht süßen und in kleinen Schlucken vor dem Schlafengehen trinken.

Vor 22.00 Uhr ins Bett gehen

Der Ayurveda empfiehlt, während der abendlichen Kapha-Phase zwischen 18 und 22 Uhr (Elemente Wasser und Erde) ins Bett zu gehen, um die nötige Energie der Ruhe und Schwere zum Einschlafen zu nutzen. Kleiner Tipp: Packe je eine Handvoll Hopfenzapfen und Kamillenblüten in einen kleinen Leinenbeutel und lege ihn unter deinen Kopfpolster. Dieses Schlafkissen wirkt circa ein Jahr lang.

Eine sehr schöne Übung, die dich im warmen Bett in einen tiefen Schlaf begleitet, ist die sogenannte 4-7-8-Atemtechnik. Sie stammt nicht direkt aus der Hatha Yoga Pradipika, sondern vom US-amerikanischen Mediziner Andrew Weil, der sie gegen Schlafstörungen entwickelte. Allerdings ist diese Methode zutiefst von Pranayama beeinflusst: Dr. Weil verwendet drei fundamentale Instrumente – die Einatmung *(puraka)*, die Ausatmung *(rechaka)* und die Atempause nach der Einatmung *(antara kumbhaka)*.

ENTSPANNT MIT 4-7-8

Lege dich entspannt auf den Rücken und platziere die Füße etwas mehr als hüftbreit voneinander entfernt. Die Arme etwas vom Körper weg oder auf dem Bauch abgelegt.
Atme auf vier Zählzeiten durch die Nase ein.
Halte den Atem für sieben Zählzeiten in der Lunge.
Atme acht Zählzeiten lang durch den Mund aus. Die Zungenspitze liegt dabei locker an deinen oberen Schneidezähnen an.
Presse den Atem ohne viel Druck durch die entspannt geschlossenen Lippen, sodass ein leises Rauschen entsteht.
Nimm wahr, wie sich bei der Ausatmung alle Spannungen aus deinem Körper lösen.
Spüre die Schwere deines Körpers, wie er mit der Ausatmung entspannt in die Matratze sinkt.
Wiederhole diesen Ablauf sooft du möchtest, vielleicht sogar so lange, bis du einschläfst.

TIPPS FÜR EINEN ERHOLSAMEN SCHLAF

Du sollst dich rundum wohlfühlen. Dazu gehören ein bequemes Bett, eine gute Matratze, eine angenehme Liegeposition und die richtige Schlaftemperatur – nicht zu warm und nicht zu kalt, so um die 18 Grad ist perfekt. Wer sich unwohl fühlt, friert, kalte Füße bekommt oder schwitzt, sollte natürlich die Decken oder die Raumtemperatur anpassen. Auch unpassende Schlafkleidung kann den Schlaf behindern und für schlaflose Nächte sorgen. Es gibt hier keine Standardempfehlung, aber man sollte auf atmungsaktive Schlafkleidung achten.

Lichtquellen reduzieren

Helles Licht mit einer Stärke von 5.000 bis 10.000 Lux ist durchaus gut für den Körper (ein heller Sommertag strahlt sogar 130.000 Lux hell). Er schüttet dann Serotonin aus, das eine aktivierende und antidepressive Funktion hat. Die Kehrseite ist allerdings, dass helles Licht am Morgen die Schlafdauer verkürzt, weil Serotonin das Melatonin unterdrückt. Wenn frühmorgens die Sonne aufgeht, kann ein dunkler Vorhang oder eine Schlafbrille deinen Schlaf verlängern.

Vor dem Einschlafen eben noch mal E-Mails, WhatsApp und die neuesten Nachrichten und Postings checken? Wenn dir ein erholsamer Schlaf wichtig ist, dann lieber Finger weg davon, denn das Licht von Smartphones und Tablets hat eine ähnliche Wirkung wie Tageslicht. Der hohe Blaulichtanteil in den Displays hemmt die Produktion von Melatonin im Gehirn. Wer allerdings auf das Handy auf dem Nachtkästchen nicht verzichten kann, wie etwa Ärzte im Notdienst, dem bieten neuere Smartphones einen Kompromiss. Der »Nachtmodus« reduziert das aktivierende, kurzwellige Blaulicht zwischen 450 bis 480 Nanometer, sodass die Melatonin-Produktion weniger gehemmt wird.

Schaffe dir ein Ritual zum Einschlafen

Wer Schwierigkeiten hat, abends zur Ruhe zu kommen, kann mit einem regelmäßigen Ritual den Körper in den Schlafmodus versetzen. Es kann aus regelmäßigen Bettgeh-Zeiten, Entspannungsübungen oder dem Trinken einer beruhigenden Tasse Tee (siehe Seite 156) oder goldenen Ayurveda-Milch (siehe Seite 158) bestehen.

Ein ganz heißer Tipp ist auch die warme Milch von Oma, perfekt mit etwas Ashwagandha, der Schlafbeere, versetzt, einem der wichtigsten ayurvedischen Mittel für einen entspannten Schlaf. Finger weg von Schlaftabletten, die machen extrem schnell abhängig und können auch den wichtigen REM-Schlaf unterdrücken!

Auf Alkohol, Koffein und schweres Essen verzichten

Ein gelegentliches Glas Wein am Abend kann beim Einschlafen behilflich sein und ist auf alle Fälle einem chemischen Schlafmittel vorzuziehen. Zu viel Alkohol entpuppt sich allerdings als ein Bumerang. Er verhindert das Durchschlafen, weil die Schweißproduktion, die alkoholbedingte Austrocknung (Dehydratation) und folglich der Durst angeregt werden – und nicht zuletzt nehmen auch die Toilettengänge zu.

Schweres und ungekochtes Essen stört den Schlaf, weil der Körper mehr arbeiten muss, um es zu verdauen. So sind Kohlenhydrate und pflanzliche Proteine leichter verdaulich als fetthaltige Gerichte. Darum sollten gerade Menschen mit Schlafstörungen nicht direkt vor dem Schlafen essen. Dabei sollte jeder für sich selbst den optimalen Abstand zwischen der letzten Mahlzeit und dem Schlafengehen herausfinden. Auf Kaffee und koffeinhaltige Softdrinks sollte man zu später Stunde natürlich auch verzichten. Koffein belegt die gleichen Rezeptoren wie das schlaffördernde Adenosin und hemmt daher die Müdigkeit.

Statt Mittagsschlaf frische Luft

Wer nicht schlafen kann, hat vielleicht einfach schon genug geschlafen, zum Beispiel während des Tages. Falls du regelmäßig einen Mittagsschlaf hältst, aber nachts häufig schlecht schläfst, verzichte besser darauf. Wenn du tagsüber müde wirst, reicht häufig schon ein Power Nap von 15 Minuten – oder du gehst an die frische Luft. Schlafprobleme können auch entstehen, wenn im Tagesverlauf die Adenosin-Ausschüttung nicht genügend durch Bewegung gefördert wird. So kann dir ein Spaziergang an der frischen Luft dabei helfen, abends besser einzuschlafen.

Die richtige Farbe für jede Emotion

Jede Farbe hat eine andere Wirkung auf uns und kann eine Vielzahl von Emotionen hervorrufen. Es spielt daher eine wichtige Rolle, welche Farbe

du für deine Schlafzimmereinrichtung wählst. Die Ganglienzellen in unseren Augen sind spezialisierte Rezeptoren, die besonders empfindlich auf Farben reagieren. Wähle für dein Schlafzimmer dein persönliches Farbthema, das dich dabei unterstützt dich bestmöglich zu entspannen und einzuschlafen.
Die »Schlaffarbe« Nummer eins ist Blau. Tatsächlich hat man herausgefunden, dass Menschen in einem blau gestrichenen Zimmer jede Nacht im Schnitt 7 Stunden und 52 Minuten schlafen – länger als bei jeder anderen Farbe. Ein beruhigender Blauton senkt die Herzfrequenz und den Blutdruck, sodass man sich beim Aufstehen glücklich und erfrischt fühlt. Dahinter folgen Grün, Gelb, Silber, Orange, Rot und Gold. Mit einer durchschnittlichen Schlafdauer von nur 5 Stunden und 56 Minuten rangiert die Farbe Violett am unteren Ende der Liste. Sie regt das Gehirn an und fördert lebhafte Träume oder sogar Albträume – ein absolutes No-Go für ein ohnehin schon erregtes Gehirn, das dich nachts wachhält und morgens müde aufstehen lässt.

Entspannende Düfte

Neben beruhigenden Farben kann auch ein angenehmer Duft Körper und Geist in Einklang bringen und die Entspannung fördern. Die richtigen Gerüche in deinem Schlafzimmer können viel dazu beitragen, dich in einen tiefen Schlaf zu versetzen. Die besten Düfte, die therapeutische und heilende Eigenschaften besitzen, Stress abbauen und einen besseren Schlaf fördern, sind Lavendel, Kamille, Bergamotte, Jasmin, Rose und Sandelholz. Du kannst dir das jeweilige ätherische Öl (unbedingt auf kontrollierten biologischen Anbau achten) auf deine Handgelenke tupfen, den Duft inhalieren, Duftkerzen anzünden oder vor dem Schlafengehen ein Bad mit einer entsprechenden Duftmischung nehmen. Probiere auch mal Lavendeltropfen auf deinem Kopfkissen oder eine duftende Augenmaske aus. Bergamotteöl ist dafür bekannt, dass es Spannungen und Ängste abbaut, indem es die

Herzfrequenz und den Blutdruck senkt. Jasminöl beruhigt nicht nur den Geist, sondern erhöht auch das Energieniveau. Es eignet sich hervorragend für Menschen, die unter Rastlosigkeit leiden, da dieser Duft ihre Muskeln vor dem Einschlafen leicht entspannt. Der beruhigende Duft der Rose ist für seine sedierende Wirkung bekannt, während der süße Duft des Sandelholzes für einen längeren Schlaf sorgt.

VASTU FÜR EINEN GUTEN SCHLAF

Für mich ist die Lehre des Vastu der am meisten unterschätzte Bereich des Ayurveda. In unserer heutigen Kultur machen wir uns kaum noch Gedanken darüber, ob und wie sich unser Wohnumfeld auf unsere Gesundheit auswirken kann. Vastu Shastra setzt sich aus den Sanskritwörtern für Wohnen (*vastu*) und Lehre (*shastra*) zusammen und bedeutet damit so viel wie »die Lehre vom richtigen Wohnen«. Diese Architekturlehre innerhalb der vedischen Kultur ist mehrere Tausend Jahre alt und gilt als die Wurzel des bei uns bekannteren Feng Shui.

Vastu besagt, dass alles Leben auf der Erde von Energien beeinflusst wird, die sowohl positiv als auch negativ sein können. Verschiedene Faktoren, wie die fünf Elemente, die Himmelsrichtungen, die Planeten, die Sonne und der Mond, wirken dabei auf uns ein und bringen Gleichgewicht oder Disharmonie. Ein friedvolles Leben bedeutet daher, in Einklang mit den Urkräften und Prinzipien der Natur zu sein und dafür zu sorgen, dass die Energien im Haus gut harmonisieren können.

Häuser, Grundstücke und Wohnungen sollten deshalb so ausgerichtet sein, dass die Energieströme stets gut fließen können. Dafür sind vor allem die Grundstücks- und Gebäudestrukturen sehr wichtig. Ist ein Haus nach diesen speziellen Prinzipien geplant, soll es Wohlstand, Gesundheit, Glück und Frieden bringen.

DAS SCHLAFZIMMER IM VASTU

Das Schlafzimmer ist der Ort im Haus oder in der Wohnung, der in ganz besonderer Weise für Erholung und Wohlbefinden steht. Schlafprobleme können deshalb auch aus einer unpassenden Lage des Schlafzimmers oder des Bettes resultieren. Idealerweise soll das Schlafzimmer nämlich im Südwesten der Wohnung gelegen sein. Dort sorgen die schweren Energien für einen besonders tiefen und erholsamen Schlaf.

Auch für die Positionierung des Bettes ist der Südwesten der beste Platz. Auf keinen Fall sollte es in der Mitte des Raumes stehen, weil sonst Energien in ihrer Strömung gehemmt werden.

Elektrische Geräte solltest du aus dem Schlafzimmer verbannen, denn sie stören ebenfalls positive Schwingungen. Wenn es gar nicht ohne sie geht, sollten sie zumindest möglichst weit vom Bett entfernt stehen. Vorteilhafte Farben für eine erholsame Nachtruhe sind Grün und Blau. Auch Braun oder Grau wirkt wohltuend. Rot, sofern es nicht zu grell ist, sorgt hingegen für mehr Leidenschaft.

IN WELCHE RICHTUNG SCHLAFEN?

Unsere Schlafrichtung ist besonders wichtig für unser Wohlbefinden. Gerade, wenn das Schlafzimmer in einer ungünstigen Lage liegt, kann das mit der richtigen Schlafrichtung wieder ein wenig ausgeglichen werden. Laut Vastu hat das nämlich erheblichen Einfluss darauf, ob die Energie günstig fließen kann.

Die ideale Schlafrichtung liegt mit dem Kopf Richtung Süden. Das bringt Ausgewogenheit und Reichtum. Wenn der Kopf gen Westen liegt, ist das ebenfalls vorteilhaft und kann Ansehen und Erfülltheit bringen. Eine Schlafposition in Richtung Osten steht hingegen für spirituellen Fortschritt und geistige Ausgeglichenheit. Lediglich die Ausrichtung nach Norden ist sehr ungünstig. So können schwere Gedanken und Träume entstehen und die Schlafqualität darunter leiden.

Nicht zu vergessen: Regelmäßige und deinen Bedürfnissen angepasste Bewegung wird auch deinen Schlaf verbessern. Zu diesem wichtigen Thema hat der Ayurveda auch eine Menge zu sagen. Dies findest du in Ingas folgendem Kapitel zusammengefasst.

ANGEMESSENE BEWEGUNG

Es ist keine große Neuigkeit und alle Gesundheitslehren von Ost bis West sind sich darin einig: Angemessene Bewegung ist wichtig und erhält unsere Gesundheit. Bei einem Mangel an körperlicher Bewegung können uns diverse Zipperlein bis hin zu ernsthaften Krankheiten ereilen: von Rückenbeschwerden über Probleme im Gelenk- und Muskelapparat bis hin zu Bluthochdruck, Übergewicht, Krebs, Diabetes sowie zahlreichen psychischen Folgen von Konzentrationsstörungen bis Depressionen. Das wissen wir alle, aber trotzdem lümmeln wir auf Couchen und in Betten vor unseren Computern, nachdem wir ohnehin den ganzen Tag beim Arbeiten gesessen sind. Genauso ungesund sind einseitige Bewegungsabläufe in Jobs, die nicht am Schreibtisch stattfinden: zu viel stehen und monotone Handbewegungen auszuführen wie in der Produktion, zu viel rennen wie in Pflegeberufen oder in der Gastronomie. Sowohl Lebensstile mit einseitigem als auch mangelndem Bewegungsprofil brauchen dringend einen Ausgleich.

DER MENSCH: ZUM BEWEGEN GEBOREN

Der Grund, warum Bewegungsmangel oder einseitige Bewegung so schädlich für uns aufrechte Zweibeiner ist, liegt mal wieder an der Evolution. Wie wir schon in den vorigen Kapiteln gelesen haben, ist unsere moderne Lebensweise sehr weit weg von dem Ursprung, für den diese wunderbaren Körper einmal designt wurden: für wenig Nahrung, meist pflanzlich, und eine Menge vielseitiger Bewegung an der frischen Luft. Unsere Vorfahren sind den ganzen Tag auf verschiedensten Böden herumgelaufen, geschlichen und gekrochen, haben Beeren und essbare Pflanzen gesucht, Tiere gejagt oder sind gejagt worden, kletterten auf Bäume, Felsen und Berge, bauten sich Behausungen aus allem, was sie in der Umgebung fanden. Wissenschaftler vermuten, dass eine Strecke von 30 Kilometern am Tag für Steinzeitmenschen völlig normal war. Die WHO empfiehlt dem modernen Menschen in der Woche körperliche Aktivität »mittlerer und hoher Intensität« von mindestens 150 bis 300 Minuten – Spaziergänge sowie die gesammelten Treppen und Fußwege, die man am Tag absolviert, zählen dazu. Oder du trainierst 75 bis 150 Minuten im sogenannten anaeroben Bereich, also intensive Bewegung, die deinen Puls etwas hochtreibt und zum Schwitzen animiert. Eine Kombination aus beiden Arten von Aktivität ist natürlich auch sinnvoll. Das heißt, du benutzt die Treppe statt der Rolltreppe, das Fahrrad statt dem Auto und gehst mehr spazieren, dafür darfst du deine hochintensiven Aktivitäten entsprechend reduzieren oder umgekehrt.

ZIVILISATIONSPROBLEM ÜBERGEWICHT

Soweit die Empfehlung der WHO. In Wahrheit wissen wir das alles, aber essen immer noch zu viel und bewegen uns zu wenig, weswegen insbesondere die Bevölkerung der reichen Industrienationen immer übergewichtiger wird, an Herz- und Kreislauf-Erkrankungen und psychischen Problemen leidet, darunter zunehmend auch Kinder. Denn was vor 40 Jahren noch normal war, nämlich als Kind dem angeborenen Bewegungsdrang zu frönen und den ganzen Tag herumzutollen, ist im Zeitalter von Smartphones, Tablets und Computern, die auch kleinen Kindern schon zugänglich sind, passé. Die Folge: 15 Prozent der deutschen Kinder von 3 bis 17 Jahren sind übergewichtig, 6 Prozent sogar adipös, also extrem übergewichtig. Das Robert-Koch-Institut empfiehlt Kindern im Übrigen sogar 60 Minuten Aktivität am Tag.

Doch nicht nur unser Körper profitiert von regelmäßiger und angemessener Bewegung. Auch das Gehirn und das gesamte Nervensystem sind darauf angewiesen, dass wir körperlich aktiv sind. Nur durch Bewegung werden bestimmte Hirnareale angesteuert, die für bessere Konzentration und Gedächtnisleistung zuständig sind. Erwiesenermaßen stellt Bewegung auch ein wirksames Mittel gegen demenzfördernde Krankheiten wie Bluthochdruck, Übergewicht und Depressionen dar. Insbesondere die Ausdauersportarten schnitten in diversen Studien hervorragend ab, da sie im Allgemeinen auch die kognitiven Fähigkeiten förderten, genauso wie natürlich Yoga.

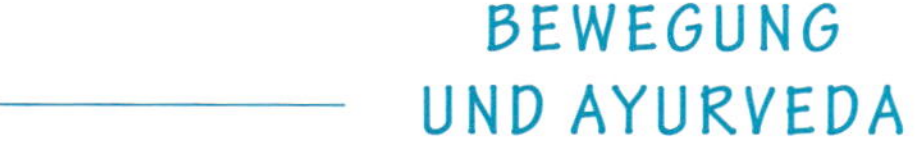

BEWEGUNG UND AYURVEDA

Der Ayurveda hat die enorme Bedeutung von Bewegung für die Gesundheit schon vor 5.000 Jahren erkannt und empfiehlt eine an das jeweilig vorherrschende oder aus dem Gleichgewicht geratene Dosha angepasste Bewegung. Mit zu wenig Bewegung gerät so einiges aus den Fugen. Ayurvedisch gesprochen regt angemessene Bewegung dein Verdauungsfeuer an (Agni), sorgt dafür, dass du nicht zu viel Ama ansammelst, beruhigt deinen Gedankensee (Citta) und reguliert deinen Atem, der die Lebensenergie Prana zusammen mit der Nahrung in deinen Körper transportiert. So wirkt Bewegung ebenfalls auf allen drei Ebenen deines Seins, auf den Körper, den Geist und deine Seele.

Die große Frage ist natürlich für uns Menschen in der von Angeboten überquellenden Industriegesellschaft: Welche Art von Bewegung ist die beste für mich? Auch hier gibt der Ayurveda dezidierte Antworten, orientiert an den Doshas. In diesem Fall sind die Doshas eine gute Orientierungshilfe, da sie sich hauptsächlich auf die körperliche Konstitution beziehen. Dennoch ist eine gründliche Anamnese, die dein(e) Dosha(s) genau bestimmt, immer die beste Idee, wenn du gezielt und im Sinne des Ayurveda an deiner

Gesundheit arbeiten willst. Im Anhang findest du dazu den Link zur Website des Ayurveda-Verbands, der die Therapeut*innen-Suche erleichtert.

JEDEM DOSHA SEINE ART DER BEWEGUNG

Pitta braucht Action und fühlt sich von Sport ohnehin magisch angezogen. Besonders alle Ausdauersportarten mit Potenzial zum Auspowern mag Pitta und sind auch geeignet, um das Feuer herunterzukühlen: Laufen (Mittelstrecke), Schwimmen, Radfahren, Rudern bis hin zu Bergwandern. Prinzipiell entsprechen Wassersportarten zum Abkühlen, Mannschaftssport wie Basketball oder Fußball, Kampfsport und die »sportlichen« Varianten des Yoga wie Ashtanga und Vinyasa Yoga dem aktiven Temperament von Pitta. Ein saftiges Pilates-Training baut die notwendige Muskulatur für Ausdauersport auf. Da Pitta beim Sport aufgrund überhöhten Ehrgeizes und eines gewissen Konkurrenzbewusstseins zu Übertreibungen neigt, ist es wichtig, die eigenen Grenzen zu respektieren und nicht über das Ziel hinauszuschießen. Eine echte Lernaufgabe für Pitta, denn ein Überhitzen würde das Gegenteil von dem bewirken, was für pittareske Menschen bei Sport drin wäre: das Abkühlen des überschießenden Feuers.

Vata ist ohnehin personifizierte Bewegung und braucht eher Beruhigung als Action. Da Vata zu Übertreibung neigt, solltest du mit einer Betonung dieses Doshas keine zu schnellen oder anstrengenden Bewegungsarten wählen, sondern lieber einen täglichen, mindestens 30-minütigen Spaziergang unternehmen, nur eine kurze Strecke joggen (maximal 30 Minuten) und ruhige Yogastile wie Yin Yoga oder Anusara Yoga bevorzugen. Außerdem tun dir Bewegungsformen wie Qigong, Tai Chi oder auch Pilates sehr gut. Hauptsache ist, dass dir und deinem ohnehin beweglichen Geist nicht langweilig wird, deswegen sorge für Abwechslung in deinem Bewegungsprogramm und probiere viel aus. Essenziell ist es außerdem für Vata, sich nach dem Training, insbesondere, wenn es intensiver war, genügend auszuruhen. Ohne die Ruhepause wird die Unruhe und Nervosität von Vata wieder intensiviert – das wäre kontraproduktiv.

Kapha sollte sich von allen drei Doshas am dringendsten bewegen: Menschen mit diesem Dosha drücken sich gerne vor körperlicher Aktivität und entwickeln nicht selten Übergewicht und andere Probleme, die aus Bewegungsmangel entstehen. Allerdings sollte sich gerade der Kapha-Typ nicht vom gängigen Schönheitsideal des »Hungerhakens« terrorisieren lassen. Du musst definitiv keine Modelmaße entwickeln, im Mittelpunkt steht dein persönliches Wohlgefühl und Bewegung gehört zwingend dazu. Deswegen heißt es für Kapha, nimm deine Medizin und bewege dich möglichst viel und ausdauernd. Denn Ausdauer besitzen Kapha-Menschen im Übermaß. So eignen sich alle Sportarten, die richtig flott sind wie Langstreckenlauf, ordentlich lange Radfahrstrecken und intensives Krafttraining. Der Genuss darf bei Kapha allerdings nicht zu kurz kommen, deswegen sind sinnliche Bewegungsformen wie Tanzen, Zumba oder auch längere Wanderstrecken in der Natur eine schöne Möglichkeit, sich auf angenehme Art Bewegung zu verschaffen. Eine gute Portion Power Yoga oder Ashtanga Yoga, allerdings nur bei vorher gut trainierter Muskulatur, tut deinem Körper und deinem Geist außerordentlich gut. Pilates ist auch für Kapha ein umfassendes, schnell wirksames und gut geeignetes Muskeltraining.

Gunas beachten

Und dann sind da noch die Gunas (siehe Seite 24 ff.): Du fühlst dich nicht jeden Tag gleich, auch wenn du eine aktive und energiegeladene Pitta-Frau sein solltest, kannst du dich eines Abends mal matschig und lahm fühlen (Tamas), als hypernervöser Vata-Typ kannst du dich eines Morgens als ausgeglichen und ruhig erleben (Sattva) oder als eher träger Kapha-Mensch einen ungewohnten Aktivitäts- und vielleicht sogar Nervositätsschub spüren (Rajas). Bevor du also auch bei deiner täglichen Dosis Bewegung in eine

Routine verfällst, prüfe zuerst, wie du dich fühlst, und überlege, was dir heute guttun würde. Manchmal brauchst du vielleicht energetischere Bewegungseinheiten, manchmal vielleicht ganz ruhiges Stretching.

VOM RICHTIGEN ZEITPUNKT

Wie du schon im Einführungskapitel zum Ayurveda gelesen hast, ist auch der Tagesablauf im Ayurveda den Doshas zugeordnet (siehe Seite 23). Die beste Zeit für körperliche Aktivität ist demnach der Morgen, genauer, zwischen 6 und 10 Uhr, in der Kapha-Zeit. Der tamasische, träge Grundton kann mit Bewegung überwunden werden und du tankst frische Energie für den Rest des Tages. Natürlich können deine Lebensumstände es schwierig bis unmöglich machen, am frühen Morgen deine Aktivitäten auszuüben, dann versuche am Abend eine nicht zu anstrengende, pulstreibende Praxis auszuführen. Liebe Pitta oder Vata, baue abends bis spätestens 20 Uhr eine ruhige Yoga- oder Qigong-Runde ein, das ist okay. Der 45-Minuten-Lauf oder das H.I.I.T-Programm danach würde deinen Schlaf empfindlich stören. Vielleicht kannst du aber deine Frühsportrunden auf das Wochenende legen und dafür unter der Woche mehr mit dem Fahrrad oder zu Fuß erledigen? Ein kurzes Yoga-Programm von 15 Minuten kannst du hinbekommen, auch wenn du ansonsten wenig Zeit am Morgen hast. Versuche kreativ zu sein, es geht um deine Gesundheit, nicht weniger!
Auch die Jahreszeiten spielen eine wichtige Rolle im Ayurveda: Im Sommer, insbesondere bei Hitze, solltest du vor allem mit Pitta-Konstitution keine schweißtreibenden und sehr anstrengenden Sportarten ausüben, allenfalls am frühen Morgen – also eher um 6 als um 10 Uhr. Vata sollte bei Kälte nicht draußen trainieren, da dies die Neigung zu Unruhe, Trockenheit und auch vata-typischen Gelenkbeschwerden verstärken kann. Im Winter kommt dir eine kurze, knackige Yogaeinheit oder eine moderate halbe Stunde auf dem Laufband im warmen Fitness-Studio mehr zugute. Kapha

hingegen sollte sich immer und so viel wie möglich bewegen: Mit deiner robusten Konstitution machen dir große Temperaturschwankungen nicht so viel aus. Für alle Doshas gilt natürlich auch hier: Achtet auf eure emotionale Lage, ehrt die Gunas und spürt in euch hinein, was und wie viel ihr wovon heute vertragt.

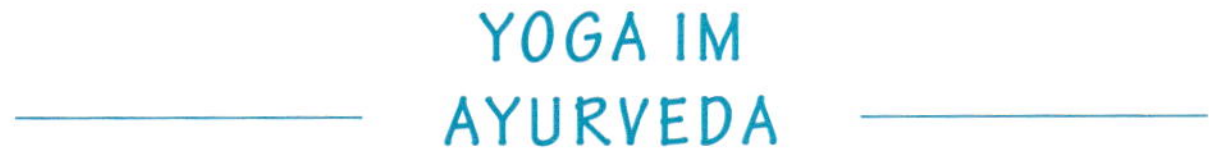

YOGA IM AYURVEDA

Wir hatten es bereits am Anfang erläutert: Der Ayurveda ist ein Teil der Yoga-Philosophie und empfiehlt natürlich explizit Asanas (Körperübungen) als Bewegung. Vor 5.000 Jahren gab es keine Fitness-Studios und noch nicht all die wunderbaren Bewegungsformen, aus deren Fülle wir heute schöpfen können. Allerdings vereint Yoga mehrere Faktoren, die keine andere Bewegungsform bietet. Bewusst verwende ich an dieser Stelle nicht das Wort »Sportart«, denn das sind Yoga-Asanas ganz sicher nicht – eher eine philosophisch geprägte Bewegungs- und Lebenskunst. Zunächst haben wir die einzigartige Verbindung von Atem und Bewegung, die es in dieser engen Verknüpfung nicht vorher und auch nicht nachher gegeben hat. Nicht umsonst praktizieren viele Sportler*innen und Tänzer*innen Yoga, da es die Leistungen und Konzentration auf ihrem Gebiet nachweislich verbessert. Die deutsche Fußballnationalmannschaft wird zum Beispiel seit 2005 vom bekannten Münchner Yogalehrer Patrick Broome trainiert. Scheint ganz gut zu klappen.

UNENDLICHE VIELFALT UND EIN AUSGEKLÜGELTES KONZEPT

Und dann ist da noch die unglaubliche, schier endlose Zahl an Asanas, die du üben kannst. Speziell für die Vatas unter uns eine perfekte Spielwiese, denn langweilig kann es dir mit Yoga nicht werden: Ich übe seit 40 Jahren Yoga und lerne immer noch neue Haltungen und Varianten kennen. Diese Vielfalt bedingt zudem, dass alle Muskeln, Gelenke und anderen Bereiche deines Körpers bewegt werden, es gibt keine einseitige Belastung im Yoga – außer du gehst mit falschem Ehrgeiz heran, was gerade beim Pitta-Typ der Fall sein kann.

Im modernen Ayurveda musst du übrigens auch nicht unbedingt Yoga praktizieren. Hauptsache, du findest eine Art der Bewegung, die dir hundertprozentig gefällt. Aber ausprobieren solltest du Yoga zumindest einmal. Aufgrund der Vielfalt im Yoga findet normalerweise jeder einen Stil, der die jeweiligen Bedürfnisse erfüllt. In diesem Kapitel werde ich dir noch ein paar unterschiedliche Yogastile vorstellen, inklusive einiger Übungen aus von mir praktizierten Stilen.

Osmotisches Wissen

Yoga als reine Bewegungsart, das heißt, nur die Asanas zu üben, ist also nicht ganz korrekt. Deswegen kommt dieses Kapitel kurz vor Schluss, denn die beiden anderen wichtigen Säulen des Yoga, Meditation und Pranayama haben wir bereits weiter vorn gründlich erläutert (siehe Kapitel zu Spirituelle Praxis ab Seite 39 sowie Atem ab Seite 83). Im letzten Kapitel über den Lebensstil werden wir uns dem Fundament dieser Säulen zuwenden, der Philosophie des Yoga, die überraschend alltagstauglich ist. Ich habe dennoch keine Scheu zu behaupten, du kannst auch mit den Asanas beginnen, ohne dich um die anderen Aspekte des Yoga zu kümmern. Meine langjährige Erfahrung als Yogalehrende zeigt mir, dass auf magische Weise die geistigen Prinzipien wie durch Osmose zu dir durchdringen werden. Ich habe sehr viele Menschen erlebt, darunter auch einige Männer, die sich, nachdem sie mit Asanas angefangen hatten, automatisch für Meditation, Mantras, vegetarische und vegane Ernährung, Spiritualität und sogar Reisen ins Ursprungsland Indien zu interessieren begannen.

HATHA YOGA UND DER GANZE REST

Der Oberbegriff für die im Westen praktizierte Art des Yoga ist Hatha Yoga (du erinnerst dich an die Hatha Yoga Pradipika von Svatmarama auf Seite 89 f.). Um es auf eine einfache Formel herunterzubrechen: Der Hatha Yoga möchte eine Verbindung zwischen Körper und Geist schaffen, bedient sich dabei Asanas, Pranayama und Meditation. Wie bereits erwähnt, kommen Reinigungspraktiken (Kriyas), Mantras (heilige Silben und Rezitationen), Mudras (Fingeryoga) und Bandhas (Körperverschlüsse) dazu. In vielen Yogastudios hierzulande konzentriert man sich auf die Asanas, die Körperübungen. Neben dem Hatha Yoga werden in den Ursprungstexten noch fünf weitere Arten des Yoga beschrieben, die hauptsächlich in Indien praktiziert werden:

- **Raja Yoga**: Das Yoga der geistigen Fähigkeiten hat zum Ziel, den Geist, die Psyche und die Sinne vollständig zu kontrollieren. Werkzeuge sind Meditation, Achtsamkeit, Affirmationen und mentale Übungen.
- **Bhakti Yoga**: Das Yoga der Hingabe und Liebe zu Gott ist besonders spirituell und religiös von Hinduismus und Buddhismus geprägt. Mit heiligen Gesängen und mythischen Geschichten wird die Nähe zu Gott gesucht und die Freude am Erleben dessen gefeiert.
- **Inana Yoga**: Der Yoga vom Streben nach Erkenntnis hat den Ausstieg aus dem ewigen Rad des Lebens zum Ziel. Man strebt nach Wissen, Erkenntnis und Erleuchtung, reflektiert und meditiert über die zentralen Fragen des Lebens.
- **Karma Yoga**: Der Yoga der Tat und des selbstlosen Handelns ist eine sehr alltagsorientierte und pragmatische Art des Yoga. Jede Handlung (*karma*), die ich an jedem Tag ausführe, bestimme ich in voller Verantwortung. Ich bin frei in meiner Entscheidung zum Wohle meiner selbst und des Ganzen.

- **Kundalini Yoga**: Der Yoga der Energie ist ein vom Tantrismus inspirierter Yogastil, der sich mit der Energie (*kundalini*) des Menschen befasst. Mithilfe von fortgeschrittenen Asanas, Mantras, Reinigungstechniken und Atemübungen soll diese Energie geweckt und der Geist zur Ruhe gebracht werden. Es handelt sich um einen sehr viel jüngeren Stil, der auch hierzulande angeboten wird. Wenn du Willenskraft und Durchhaltevermögen brauchst (zu viel tamas), dann probiere Kundalini Yoga aus.

MODERNE YOGASTILE

Mit den modernen Yogastilen, die hauptsächlich im Westen, vornehmlich in den USA, entstanden sind und immer noch entstehen, präsentiert sich uns eine riesige Palette an bunten Formen. Von ganz ruhigen Stilen wie dem Yin Yoga bis hin zu schweißtreibenden Stilen wie Bikram oder Power Yoga ist alles dabei – so kann jedes Dosha und jedes Guna auf seine Kosten kommen. Deinen genauen Dosha-Typ solltest du allerdings von einer Ayurvedaexpertin oder einem -experten in einer gründlichen Anamnese bestimmen lassen (siehe im Anhang den Link zum Ayurveda-Verband). Eine pauschale Einordnung ohne Anamnese macht nicht viel Sinn, da wir in den seltensten Fällen nur aus einem Dosha »bestehen«. Die Gunas hingegen sind eine sehr veränderliche Eigenschaft – an einem Tag fühlst du dich motiviert, an einem anderen Tag eher träge. Deswegen findest du in der folgenden Tabelle zu den Yogastilen eine Gunas-Zuordnung, wobei der sattvische Charakter des Yoga grundsätzlich hervorzuheben ist, weshalb Sattva nicht explizit aufgeführt wird. Aber keiner weiß besser, was deiner Gesundheit guttut, als du selbst. Probiere einfach ein paar Stile aus und horche in dich hinein, welcher Yogastil sich wann und wie für dein Wohlbefinden und deine Stimmung am förderlichsten anfühlt.

Da dies kein Kompendium für die unzähligen Yogablüten werden soll, die an diesem farbenfrohen Baum gedeihen, beschränke ich mich im Folgenden auf die kurze Beschreibung verschiedener Stile. Ich selbst bin seit 20 Jahren ein großer Fan vom Vinyasa Yoga, da er sehr kreativ und vielseitig (für meine Vata-Seite) ist, aber mitunter auch fordernd und Disziplin schaffend ist (für die Pitta- und die Mini-Kapha-Seite). Deswegen werden die von mir vorgeschlagenen Übungen hauptsächlich sogenannte Flows sein: Durch den Atem verbundene Asana-Sequenzen, die an einen Tanz erinnern. Darüber hinaus schätze ich sehr die ausgleichende Seite des Yin-Yoga, eines sehr langsamen, aber dennoch fordernden Stils, der dich mit deinen Widerständen konfrontiert. Yin Yoga beruhigt das Nervensystem auf beeindruckende Weise.

In der folgenden Tabelle findest du neben der Bezeichnung eine Charakteristik, die in ihrer Kürze natürlich nicht alles ausdrücken kann, was der jeweilige Yoga-Stil transportiert. Im Anhang sind daher noch ein paar weiterführende Quellen, wie Online-Yoga-Angebote, Apps, Bücher und Links zu Websites mit Auflistungen von Festivals im In- und Ausland angegeben – Letztere sind die beste Möglichkeit, viele verschiedene Yogastile in kurzer Zeit auszuprobieren.

Yogastile

Yogastil	Charakteristik	Für diese(s) Guna(s) geeignet
Anusara	Exakte Ausrichtung; im Mittelpunkt »Grace« (Anmut); fordernd, aber sanft; Asanas werden lang gehalten – wegen der Präzision sehr gut zum Einsteigen ins Yoga geeignet	Rajas (beruhigt, harmonisiert) Tamas (aktiviert, energetisiert, fördert Selbstliebe)

Ashtanga	Sehr fordernd, ausgefeilt und schwierig; Pranayama und Asanas im Vordergrund; feste Abfolgen – aufgrund von Schwierigkeitsgrad (viel Kraft erforderlich) nicht für Anfänger geeignet	Tamas (fordernd, macht wach und körperlich wie geistig stark, stärkt die Willenskraft und Disziplin)
Iyengar	Exakte Ausrichtung; lang gehaltene Asanas; Verwendung von Hilfsmitteln wie Gurten, Blöcken, Stühlen – sehr gut zum Einstieg geeignet	Rajas (ordnet und beruhigt den Geist) Tamas (fordert und fördert Disziplin)
Vinyasa Flow/ Jivamukti/ Prana Flow	Fließende Yogastile mit zum Teil festen Sequenzen; Atem verbindet die Asanas; Pranayama, Meditation und Mantras sind Bestandteile der Klassen; verschiedene Levels werden angeboten: Anfänger, Intermediate (Mittelstufe) und Fortgeschrittene	Tamas (in dynamischer Form: aktiviert und motiviert, fördert Selbstliebe) Rajas (in weniger dynamischer Form: harmonisiert, entspannt, ordnet den Geist)
Yin Yoga	Sehr ruhiger Stil, meist im Liegen oder Sitzen ausgeführt; Hilfsmittel wie Polster, Kissen und Decken ermöglichen	Rajas (enorm beruhigend, ausgleichend, entspannend, Stress abbauend)

	langes Verbleiben in Asanas (1 bis 5 Minuten) – sehr gut zum Einstieg geeignet, da viele Hilfsmittel, aber durchaus fordernd durch langes Halten	Tamas (bearbeitet innere Widerstände, fördert Wahrnehmung und Selbstliebe)
Restorative Yoga	Absolut entschleunigter Yogastil, der ausschließlich der Regeneration dient; bei Schlafstörungen, Stress, Nervosität; viele Hilfsmittel – sehr gut zum Einstieg geeignet	Rajas (baut Stress ab, entspannt, beruhigt das Nervensystem)
Kundalini Yoga	Energie-Yoga; kann sehr fordernd sein, da er die Willenskraft trainiert; verwendet Mantras und Pranayama – sehr gut zum Einstieg geeignet	Tamas (baut Disziplin auf, fördert und fordert mentale und körperliche Stärke)

Ein wichtiger Grundsatz des Yoga lautet: Die Form ist nicht entscheidend, sondern der Inhalt. Und der Inhalt bist in diesem Fall du. Deine Empfindungen, dein Atem, dein Bewusstsein sind wichtiger als alles andere. Es ist irrelevant, wie weit du in eine Vorbeuge kommst, wie sehr du deine Beine dabei strecken kannst, ob du Kopfstand, Pfau, Skorpion oder andere tierische Kapriolen beherrschst. Vergiss die Instagram-Yoginis, die vermeintlich entspannt im balinesischen Dschungel oder am thailändischen Strand mit ihren perfekten Bodys nur eines repräsentieren: äußere Perfektion, um die es im Yoga überhaupt nicht geht. Sieht alles toll aus, bedeutet aber nichts. Die Yoga-Reise geht nach innen, nicht nach außen.

YOGA AM MORGEN FÜR DEIN GUNA

Wie gesagt, gebe ich keine Empfehlung für Doshas und passende Yogastile, sinnvoller erscheint mir die Klassifizierung der Übungen nach Gunas. Fühlst du dich eher unmotiviert und müde, dann greife zu einer Tamas-Übung, bist du nervös und aufgeregt, entscheide dich am besten für Rajas, fühlst du dich ausgeschlafen und motiviert, bist du auf der Sattva-Seite. Yoga ist darüber hinaus eine sehr anpassungsfähige Art der Bewegung, denn bei fast jedem Stil kannst du den Grad deiner Herausforderung selbst bestimmen. Ebenso kannst du es auch mit meinen Empfehlungen handhaben, ich stelle hier nur sehr einfache und ohne persönliche Anleitung durchführbare Asanas vor. Du brauchst ungefähr fünf Minuten für einen der Flows. Wenn du mehr Zeit und Lust hast, kannst du sie natürlich ein paarmal hintereinander ausführen. Oder du probierst Kombinationen der drei Flows, indem du sie in beliebiger Reihenfolge aneinanderhängst. Die Asanas sind wie eine Grundgarderobe, bei der jedes Kleidungsstück zum anderen passt. Es gibt keine Regel, außer dass du dich gut fühlen darfst und sollst, währenddessen und hinterher!

Bei Asanas gibt es Abstufungen für die verschiedenen Ansprüche, Bedürfnisse, Körper und Erfahrungen. Ich schlage dir deswegen Variationen vor. Als Hilfsmittel brauchst du auf jeden Fall eine rutschfeste und nicht zu weiche Yogamatte (keine Pilatesmatte, da sie zu dick für die Stehhaltungen ist), und eventuell einen Block und eine warme Decke.

TAMAS GÄHNT DICH AN

Wenn sich dein Körper beim Aufstehen anfühlt, als müsstest du durch klebrigen Sirup waten, und dich die Müdigkeit wieder magnetisch ins Bett ziehen will, probiere die folgende kurze Sequenz aus, die aus einer belebenden Grimasse und einem gestrafften Sonnengruß besteht. Zuvor blättere

gerne zurück zum Atemkapitel (ab Seite 83), wenn du magst, und praktiziere die Yoga-Vollatmung, um deinen Körper mit dem Wachmacher Sauerstoff zu versorgen.
Eine lustige und energetisierende Übung, die ganz schnell durchführbar ist und befreiend wirkt, ist der Löwe. Je intensiver die Grimasse, die du schneidest, umso besser wirkt der Löwe und desto mehr wird der Wachmacher Vagus angeregt, der durch dein Gesicht läuft (siehe Seite 92 f.).

ENERGIE UND MOTIVATION WECKEN

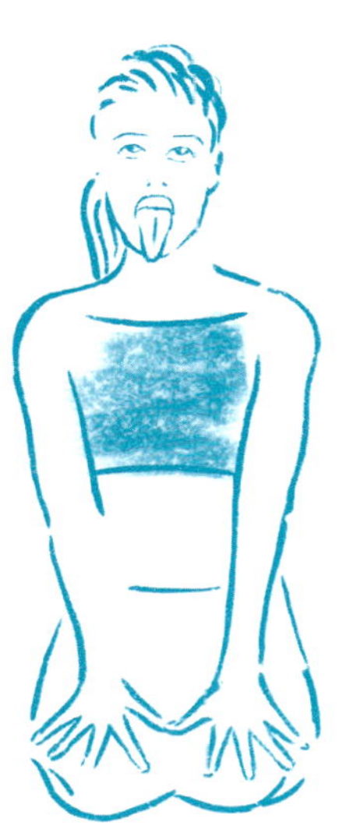

Strecke und rekle dich zuerst im Stehen, gähne und seufze, lass alle Geräusche heraus, nach denen dir gerade ist.
Setze dich in den Fersensitz, gerne auch auf einen Block, falls deine Fußriste oder Oberschenkel sehr ziehen sollten.
Lege die Hände mit den Handflächen nach unten auf die Oberschenkel.
Jetzt nimm einen tiefen Atemzug, beuge dich etwas nach vorn und mit der Ausatmung streckst du, so weit wie es geht, deine Zunge heraus und stößt ein befreiendes und herzhaftes BÄÄÄHHH aus. Rolle mit aller Kraft die Augen Richtung Decke und wirf all deine Energie, die du jetzt aufbringen kannst, in dein BÄH.
Wiederhole den Löwen bis zu dreimal; wenn du mehr loswerden möchtest, mache ihn gerne öfter.

Der energetisierende Flow geht weiter mit einem halben Sonnengruß. Wenn du den ganzen Sonnengruß machen möchtest, gibt es wunderbare Videos auf YouTube dazu (ein Beispiel siehe Anhang). Dies ist die Einstiegsversion, für die es keine Ausrede gibt – denn du brauchst keine fünf Minuten für drei Durchgänge. Trinke vor dieser Übung unbedingt ein Glas Wasser, um die Bandscheiben mit der Flüssigkeit aufzufüllen, die sie in der Nacht verloren haben.

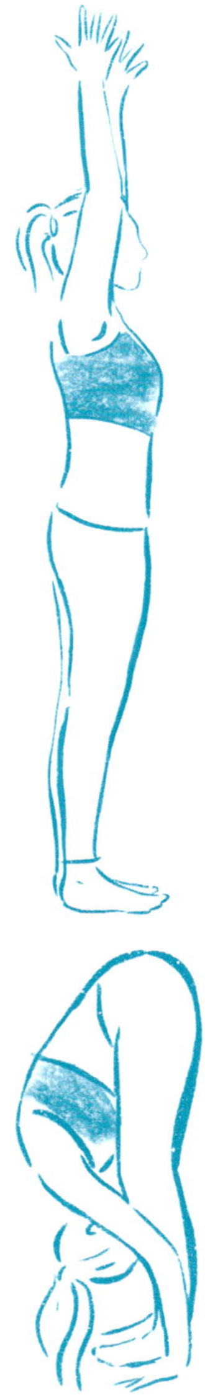

HALBER SONNENGRUSS

Stelle dich an den Anfang der Yogamatte in Tadasana:

- *stelle die Füße hüftbreit auseinander; spüre die Kontaktpunkte der Fußsohlen mit der Matte*
- *richte die Wirbelsäule auf*
- *ziehe das Kinn leicht nach hinten, der Scheitel strebt nach oben*
- *entspanne die Schultern, ohne den Oberkörper nach vorn oder hinten zu kippen*

Mit der Einatmung streckst du beide Arme gerade nach oben, die Oberarme neben den Ohren.
Ausatmend beuge dich nach vorn, die Beine unbedingt leicht gebeugt. Nach dem Aufstehen sind die Muskeln verkürzt und das Vorbeugen verläuft zunächst weniger geschmeidig als am Abend.
Es ist egal, ob deine Fingerspitzen oder Hände den Boden berühren, oder du die Hände an die Waden oder die Kniekehlen legst – achte mehr darauf, dass du keine Spannung im unteren Rücken spürst. Ein Ziehen in den Hinterseiten der Oberschenkel ist jedoch ganz normal.
Einatmend lege deine Hände entweder auf die Schienbeine oder stelle die Fingerspitzen mit nach vorn zeigenden Daumen

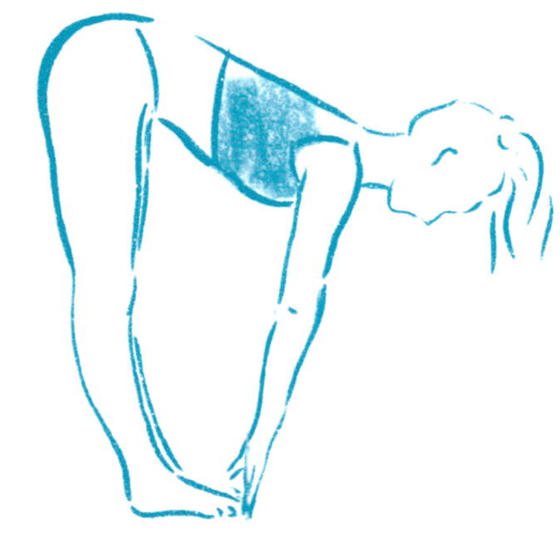

neben die Füße. Schau auf die vordere Kante der Matte, sodass sich dein Rücken in etwa parallel zur Matte befindet, der Nacken aber entspannt bleibt.
Versuche die Schultern von den Ohren wegzuziehen.
Ausatmend mache mit dem rechten Fuß einen großen Schritt nach hinten, den Blick immer noch nach vorn gerichtet. Lege das rechte Knie auf der Matte ab.
Einatmend richte den Oberkörper auf und strecke die Arme gleichzeitig nach oben.
Ausatmend lass deinen Oberkörper sinken, sodass sich die Dehnung in der rechten Hüfte verstärkt.
Verweile im Ausfallschritt für drei Atemzüge.
Mit der nächsten Ausatmung lege die Hände wieder vorn auf die Matte und setze den rechten Fuß nach vorn.
Einatmend richtest du dich wieder auf, die Arme zur Decke gestreckt.
Ausatmend die Hände in Anjali-Mudra (Gebetshaltung) vors Herz führen, die Daumen berühren das Brustbein.
Und nun die andere Seite: Die Arme wieder strecken, Vorbeuge, halbe Vorbeuge und den linken Fuß nach hinten setzen etc.
Du kommst am Schluss wieder in Tadasana an.
Wiederhole den Ablauf mindestens dreimal, am besten fünfmal.

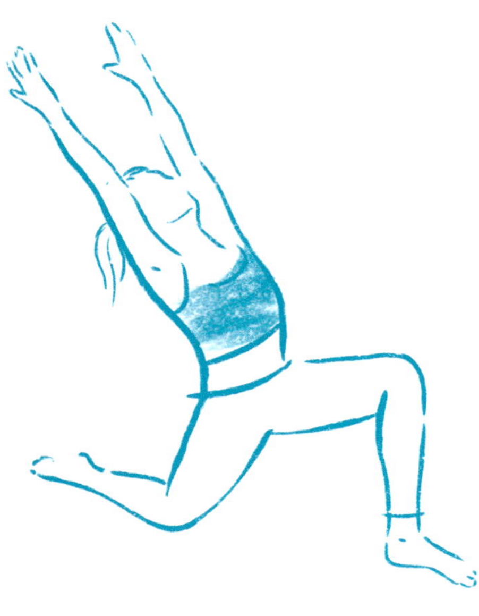

RAJAS SCHLÄGT ALARM

Du wachst morgens auf und das Gedankenkarussell dreht sich schon lustig und munter, als hätte es keine Nachtruhe gehabt. Du bist nervös, ängstlich, aufgeregt, alles zusammen, dir steht etwas bevor, eine Prüfung oder eine schwierige Aufgabe, du hast mit jemand gestritten, Geldprobleme oder einen Fehler gemacht. Um deine aufgewühlten Emotionen und Gedanken zu beruhigen, kannst du die folgende Sequenz ausprobieren. Vorher versuche, deinen Parasympathikus und den Vagus mit der Wechselatmung zu aktivieren und dich zu beruhigen (Seite 136 f.).

DER PARASYMPATHIKUS ÜBERNIMMT

Platziere dich in der Kinderstellung mit weiten Beinen: Die Knie sind mattenbreit voneinander entfernt, die Stirn liegt auf der Matte oder einem Block.

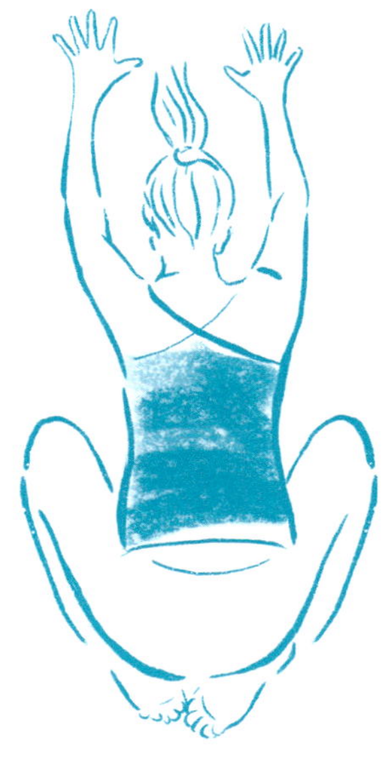

Atme tief und gleichmäßig, verlängere die Ausatmung, seufze, wenn dir danach ist.

Spüre in dich hinein: Wie geht es deinem Körper? Wie ist die Qualität deiner Gedanken? Lasse sie vorbeiziehen, wie Wolken am Himmel. Mit jeder Ausatmung lässt du mentale oder physische Anspannung los, lässt sie wie dickflüssigen Sirup in den Boden versickern.

Genieße die tiefen Atemzüge, die sanfte Dehnung der Hüften, die Ruhe, solange du möchtest.

Dann richtest du dich mit einer Einatmung auf, und mit der nächsten Ausatmung öffnest du die Augen.

Wenn du noch mehr willst, kannst du mit der folgenden, sehr sinnlichen Übung weitermachen, die dich aus deinem rotierenden Kopf in den Körper zurückbefördert.

SUFI-KREISE

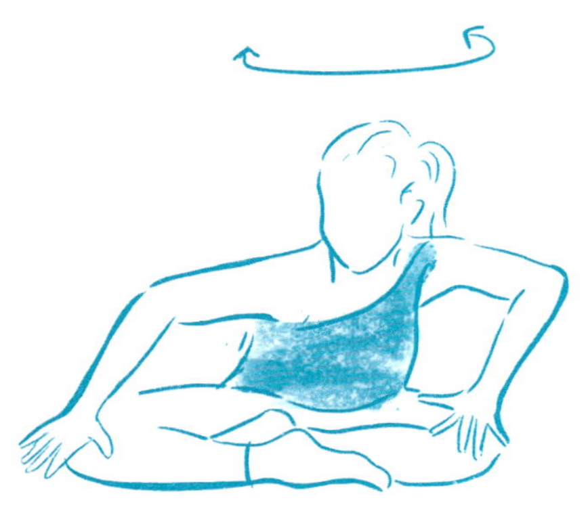

Setze dich aufrecht in Easy Pose (die Fußgelenke nicht kreuzen wie beim Schneidersitz, siehe Illustration unten).

Lege die Hände auf die Oberschenkel, schließe die Augen und beginne ganz sanft und im Uhrzeigersinn kleine Kreise mit dem Oberkörper zu drehen.

Lass die Kreise immer größer werden.

Koordiniere die Atmung mit den großen Kreisen: Wenn du von links nach vorne kreist, atme ein, wenn du von rechts nach hinten kreist, atme aus. Führe die Kreise so groß und so genüsslich wie möglich aus. Biege deine Wirbelsäule nach vorne, wenn du nach vorne kreist. Mache einen ordentlichen Buckel, wenn du nach hinten kreist.

Finde alle Bereiche, in denen sich dein Körper nicht weich und flexibel anfühlt. Schenke diesen Partien mehr Aufmerksamkeit, atme dorthin, verlangsame deine Bewegung, um diesen Bereichen noch mehr Genuss und Liebe zu schenken.

Dann wechsle die Richtung und kreise gegen den Uhrzeigersinn mit großen Bewegungen.

Gegen Ende lässt du die Kreise wieder kleiner werden, bis du wieder in deiner Mitte ankommst.

Verweile noch kurz mit geschlossenen Augen im Sitzen und genieße die entstandene Weite in deinem Oberkörper.

SATTVA GEHT IMMER

Wenn du dich einfach nur ausgeschlafen, glücklich, gelassen und energiegeladen fühlst, kannst du den folgenden, genüsslichen Flow auf die Matte bringen. Du kannst ihn langsam oder schneller üben, die Augen schließen, Musik auflegen, eine Kerze anzünden, das Fenster weit öffnen, wenn die Witterung es erlaubt. Und: Sattva können alle Gunas brauchen – gern kannst du nach einer der beiden oberen Übungen, wenn es dir deine Zeit erlaubt, diesen saftigen Flow anschließen. Tamas findet hier Motivation, Rajas Stabilität und Vertrauen.

DAS SATTVA-LEBEN FEIERN

Komme in Tadasana und öffne die Arme zur Seite. Beuge dich leicht nach hinten, damit der Brustkorb sich weit öffnet.
Ausatmend töne ein genussvolles und lautes HAAAAH!

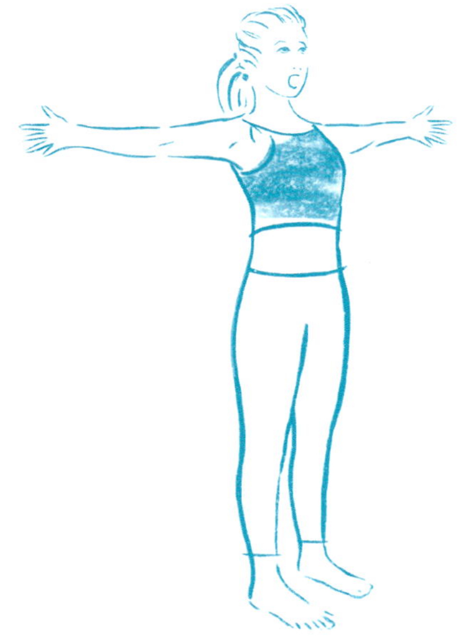

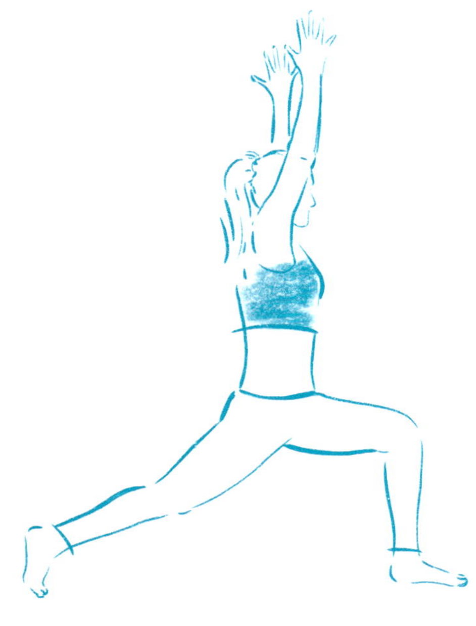

Krieger 1 – Variation mit gehobener Ferse: *Nimm die Arme neben den Körper und mache ausatmend mit dem rechten Fuß einen großen Schritt nach hinten.*

Einatmend beuge das vordere Bein und hebe die Arme neben den Ohren nach oben, die rechte Ferse bleibt vom Boden abgehoben. Oberschenkel und Unterschenkel bilden einen rechten Winkel, das Knie sollte sich nicht vor den Zehen befinden (wenn du deinen linken großen Zeh sehen kannst, ist alles gut). Wenn du nur schwer das Gleichgewicht halten kannst, setze den rechten Fuß weiter nach außen.

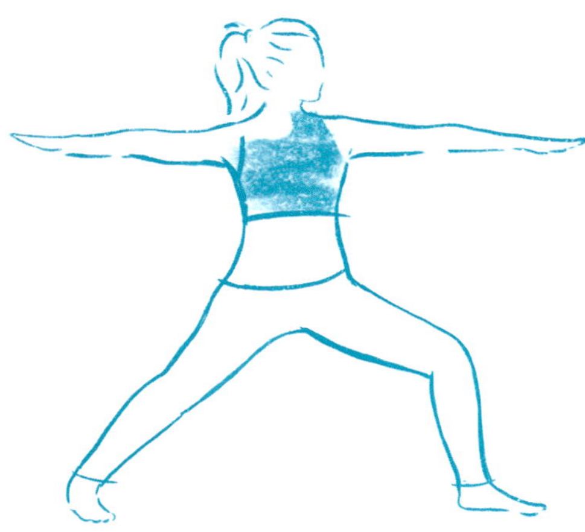

Krieger 2: *Erde nun einatmend deine Ferse, indem du sie nach links drehst, die Zehen zeigen im 45-Grad-Winkel nach vorn. Dein Knie und deine Zehen sollten in die gleiche Richtung weisen.*

Ausatmend strecke den linken Arm nach vorn, den rechten nach hinten, die Arme bilden einen 180-Grad-Winkel, die Handflächen zeigen nach unten.

Achte darauf, dass der Oberkörper weder nach hinten noch nach vorne gezogen ist. Um dies zu testen, bewege den Oberkörper leicht nach vorne und hinten, bis du die Mitte gefunden hast.

Erde dich bewusst, spüre deine Füße, setze dich in diese Haltung hinein, blicke über den linken Mittelfinger. Spüre die Kraft dieser Asana.

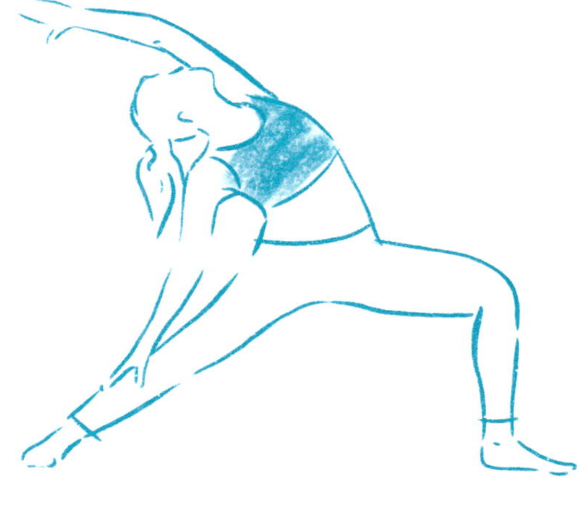

***Friedlicher Krieger:** Einatmend drehe die Handfläche der linken Hand nach oben und schiebe den Oberkörper inklusive der Hand nach vorne.*
Ausatmend beuge dich zurück, der linke Arm zeigt zur Decke, und lege die rechte Hand auf die Hinterseite des rechten Oberschenkels.
Beuge das linke Knie etwas mehr und spüre die intensive Dehnung der linken Seite.
Einatmend komme wieder zurück in den Krieger 2 und mache ausatmend mit dem rechten Fuß einen Schritt nach vorn, sodass du wieder in Tadasana ankommst.
Öffne hier noch einmal die Arme für ein wunderbares, tiefes, HAAAAH!
Der Flow beginnt von vorn für die linke Seite.

RUHE AM ABEND FINDEN

Am Abend sollte Ruhe einkehren in unseren Gedanken, in unserem Körper, in unserer Seele, damit wir tiefen, erholsamen Schlaf finden. Wie bereits erwähnt, empfiehlt der Ayurveda, ab 20 Uhr keine anstrengenden Sportarten mehr zu betreiben, da sonst der Schlaf darunter leiden würde. Aber wir haben mit Yin Yoga eine großartige Methode, um die Verknotungen und Verkrampfungen des Tages loszuwerden und gleichzeitig etwas für den Körper zu tun. Im Internet gibt es sehr schöne lange Yin-Yoga-Einheiten (siehe Anhang) von 45 Minuten, bei denen du den entspannenden und befreienden Effekt voll und ganz spüren kannst. Ich stelle hier zum Reinschnuppern eine kurze Sequenz vor, die sich besonders herrlich anfühlt, wenn dein oberer und mittlerer Rücken vom langen Stehen oder Sitzen verkrampft sind. Du brauchst eine dicke Decke und ein Sitzkissen als Hilfsmittel, eventuell noch zwei zusätzliche Blöcke oder dicke Kissen, falls die Innenseiten deiner Oberschenkel sehr verkürzt sind. Du kannst dir den Timer am Smartphone auf zwei bis drei Minuten stellen oder so lange in der Haltung bleiben, wie es dir guttut.

DEN RÜCKEN BEFREIEN

Falte und rolle deine Decke zu einer »Wurst«, die du auf deine Matte legst. An das obere Ende der gerollten Decke legst du das Sitzkissen, am besten längs und in der tiefsten Position.
Setze dich an das untere Ende der Decke und lege deinen Oberkörper darauf ab, der Hinterkopf ruht auf dem Sitzkissen. Richte es so zurecht, dass dein Nacken sich entspannt anfühlt.
Lege deine Fußsohlen möglichst nah am Körper aneinander und lasse die Knie auseinanderklappen. Wenn die Innenseiten deiner Oberschenkel sehr ziehen, lege dir Blöcke oder dicke Kissen an die Außenseiten der Schenkel, um sie zu stützen. Entspannung ist hier wichtiger als Dehnung.

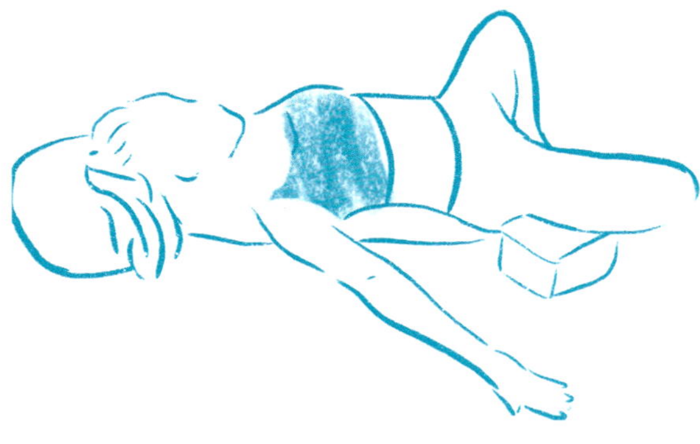

Lege die Arme neben den Körper, die Handflächen nach oben.
Genieße die Weite im Oberkörper und die Dehnung im Rücken.
Atme ruhig und tief, lass alle Spannung aus dem Körper weichen. Lass. Los.
Du löst die Haltung auf, indem du die Knie von außen mit den Händen zusammenführst.
Stelle die Füße mattenweit auf und lehne die Knie aneinander. Lege die Hände auf den Bauch und atme entspannt und tief.
Dann stelle die Füße zusammen, ziehe die Knie zum Brustkorb, lege die Arme wie ein »T« neben den Körper, die Handflächen zeigen nach oben. Lasse die Knie nach links fallen. Du kannst die linke Hand auf dein rechtes Bein legen. Verweile auch hier solange es dir guttut, dann wechsle die Seiten.
Lass auch hier los, entspanne den Bauch, den Schultergürtel, die Stirn, die Gedanken.

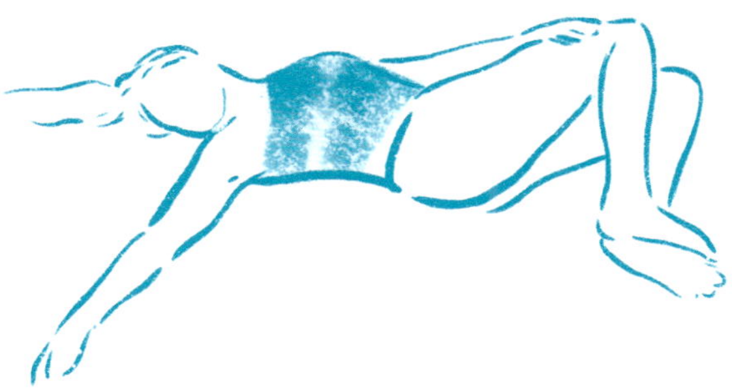

YOGA BEGLEITET UND BEGLEITEND

Die Yoga-Übungen sind lediglich Anstöße für dich, es mit Yoga zu versuchen. Grundsätzlich ist es besser mit einem/einer erfahrenen Lehrer*in zu üben, am besten live und nicht online, zumindest für den Anfang. Du wirst korrigiert, wenn du das magst, mit sogenannten Hands-on, also den Händen, was sehr effektiv und erhellend ist.

Im Anhang findest du dennoch einige Apps und Links zu YouTube-Videos, insbesondere zu Mady Morrison, einer hervorragenden Vinyasa- und Yin-Yoga-Lehrerin. Ihre Anleitungen sind so gut, dass auch Anfänger von ihren Flows profitieren, die noch nie eine Yogastunde besucht haben.
Wenn du bereits eine andere Sportart aktiv ausübst, ist Yoga übrigens eine perfekte Ergänzung. Ich selbst bin begeisterte Läuferin und Schwimmerin und stelle immer wieder fest, dass gezielte Yogaübungen meine Leistungsfähigkeit verbessern und die Verletzungsgefahr verringern.
Unseren Körper haben wir nun mit gesundem Essen, genügend Schlaf, viel Pranayama, Entspannung und angemessener Bewegung versorgt, unsere Seele nähren wir mit Meditation, erfüllten Beziehungen und Tätigkeiten.

Nun kümmert sich Volker um unseren Kopf und etwas, das wie der Atem ständig da ist, extrem nerven kann und auf manchmal seltsame Weise unser Leben bestimmt: die Gedanken.

HEILSAME GEDANKEN

Das Verhältnis von Gehirn zur Körpermasse beträgt bei uns Menschen etwa 1:40. Es macht also weniger als drei Prozent von uns aus. Das ist dem Gehirn jedoch egal, denn faktisch hat es die absolute Macht. Es bestimmt unser Leben, und zwar mittels der Gedanken, die darin geformt werden. Das ist so, weil die Gedanken, die wir tagtäglich in unserem Gehirn zusammenspinnen, unsere Wahrnehmung, unsere Gefühle und unser Verhalten beeinflussen und damit unsere Realität, also unser Leben erschaffen. Kennst du das Gesetz der Anziehung? Was dahintersteckt, ist eine Art selbsterfüllende Prophezeiung: Gleiches zieht Gleiches an und so nehmen wir auch in Bezug auf unsere Gedanken vor allem jene Dinge wahr, an die wir sowieso den ganzen Tag denken. In der Folge erleben wir Situationen und Lebensumstände, die genau diese Gedanken widerspiegeln. Die Quantenphysik belegt dieses Phänomen. Sie zeigt, dass unsere Gedanken Schwingungsfrequenzen erzeugen, die sich je nach positiver oder negativer Ausprägung der Gedanken unterscheiden. Das führt dazu, dass positive Gedanken eine andere Frequenz haben als negative. Sind die Frequenzen also gleich oder ähnlich, ziehen sie sich gegenseitig an. Sprich: Wenn wir positiv denken, ziehen wir weitere positive Gedanken an. Denken wir stattdessen negativ, dann folgen auch noch mehr negative Gedanken.

Grundsätzlich hast du die Chance, selbst zu entscheiden, worauf du dich konzentrierst: auf positive Dinge wie Gesundheit, Liebe, Dankbarkeit, Achtsamkeit, Wohlwollen, positive Gelegenheiten, Wertschätzung gegenüber Mitmenschen, Frieden, Fülle – oder eben auf die negativen Aspekte. Das betrifft nicht nur die Gegenwart, sondern auch die Erinnerungen an die Vergangenheit oder die Erwartungen an die Zukunft. Auch körperliche

Prozesse unterliegen dem Einfluss deiner Gedanken, wie etwa dein (Glücks-) Hormonhaushalt, deine Gefühlswelt und diverse biochemische Prozesse. Der Geist bestimmt die Materie – das ist Kausalität.

Gehirn: der im Kopf gelegene Teil des zentralen Nervensystems
Gedanke: Produkt des Gehirns in der Wechselwirkung mit seiner Umgebung und sich selbst
Geist: unser Bewusstsein, unsere Träume, unsere Gefühle und unsere Erinnerung

Das bedeutet: Du bekommst im Leben nicht das, was du willst, sondern das, worauf du dich konzentrierst. Für ein gelingendes Leben, das sich gut anfühlt, ist es daher wirklich schlau, heilsame Gedanken zu kultivieren.

AYURVEDA UND UNSERE EMOTIONALE GESUNDHEIT

Das Wissen um die Bedeutung der Gedanken für die seelische, emotionale und körperliche Gesundheit ist seit Jahrtausenden im Ayurveda verankert. Gedanken produzieren Emotionen und mit diesen ist es ähnlich wie bei der physischen Nahrung: Sie wollen verarbeitet und verdaut werden. Die Unfähigkeit, Emotionen rechtzeitig und vollständig zu verarbeiten, gilt daher als Hauptursache für krank machende Ungleichgewichte. Für die emotionale Gesundheit ist eine sattvisch gelassene Gedankenwelt essenziell.
Die Charaka Samhita sagt: »Der Sitz des Bewusstseins ist im Herzen und im Gehirn.« Aus ayurvedischer Sicht wird die emotionale Gesundheit genau genommen durch drei große Organe – Gehirn, Herz und Darm – beeinflusst. Bereits bei Embryos zeigt sich, dass diese Regionen eng miteinander verbunden sind. Die ersten drei großen Zellhaufen, die entstehen, bilden diese drei Organe aus. Sie beeinflussen sich daher gegenseitig. Ist

eines geschwächt, wirkt sich das auch auf die anderen beiden Organe aus. »Knoten im Kopf, Knoten im Darm«, sage ich immer.
Ich tauche mit dir nun noch etwas tiefer in die faszinierende Welt des Ayurveda ein – zu den Sub-Doshas.

DIE DOSHAS UND IHRE SUB-DOSHAS

Innerhalb jedes der drei Doshas gibt es fünf Sub-Doshas. Wie die Doshas regeln diese die physiologischen und psychologischen Prozesse eines Menschen, sind jedoch für ganz bestimmte Aktionen, Organe oder Emotionen verantwortlich. Unsere emotionale Gesundheit wird im Wesentlichen durch drei Sub-Doshas beeinflusst: *Prana Vata*, *Sadhaka Pitta* und *Tarpaka Kapha.* Bevor ich gleich näher darauf eingehe, wie diese auf unseren Geist und unsere Gefühle wirken, möchte ich euch einen Überblick über die jeweiligen Sub-Doshas und ihre Wirkbereiche geben.

DIE FÜNF SUB-DOSHAS VON VATA

- Prana Vata – regelt das Einatmen, die Sinneswahrnehmung und die Bewegung des Geistes.
- Udana Vata – regelt Ausatmung, Sprache, Selbstausdruck und Bewegung des Zwerchfells.
- Samana Vata – regelt das Verdauungssystem und die Bewegung des Dünndarms.
- Vyana Vata – regelt den Kreislauf, die Herzfrequenz und die Bewegungen der Gelenke und Muskeln.
- Apana Vata – steuert die nach unten gerichteten Impulse wie Wasserlassen, Menstruation und Ausscheidung.

DIE FÜNF SUB-DOSHAS VON PITTA

- Pachaka Pitta – regelt die Verdauung von Nahrung in Nährstoffe und Abfallstoffe.
- Ranjaka Pitta – regelt die Bildung von roten Blutkörperchen, weißen Blutkörperchen und Galle.
- Sadhaka Pitta – regiert die Emotionen und wandelt Empfindungen in Gefühle um. Es ist zudem verantwortlich für das Ego und das Ich-Gefühl.
- Alochaka Pitta – regelt die visuelle Wahrnehmung und Augengesundheit.
- Bharajaka Pitta – regelt Farbe, Temperatur und Teint der Haut.

DIE FÜNF SUB-DOSHAS VON KAPHA

- Kledaka Kapha – regelt die Verflüssigung von Nahrung in den Anfangsstadien der Verdauung und spendet Zellen und Geweben Feuchtigkeit.
- Avalambhaka Kapha – regelt die Schmierung von Herz und Lunge.
- Bodhaka Kapha – regelt Speichel und Geschmackswahrnehmung.
- Tarpaka Kapha – regelt die Stabilität in den Nervenzellen und ist verantwortlich für das Gefühl der Zufriedenheit.
- Shleshaka Kapha – regelt die Schmierung der Gelenke und schützt die Knochen vor Verschlechterung.

Als Einheiten des Mikrokosmos im Körper erhalten die drei Doshas, Kapha, Pitta und Vata, die Integrität des Organismus aufrecht, indem sie auf die gleiche Weise wie Mond (Chandra), Sonne (Surya) und Luft (Anila) Kraft erzeugen, assimilieren und verteilen.

Die Sub-Doshas für emotionale Gesundheit

Unter allen Sub-Doshas gibt es wie gesagt drei, die sich auf unseren mentalen und emotionalen Zustand beziehen – Prana Vata, Sadhaka Pitta und Tarpaka Kapha –, die ich nun näher vorstelle.

Verbunden mit höheren zerebralen (das Gehirn betreffenden) Funktionen steuert **Prana Vata** die Bewegung des Geistes, der Gedanken und Gefühle. Es fördert die Begeisterungsfähigkeit, Inspiration, mentale Anpassungsfähigkeit oder auch die Fähigkeit, Ideen im Kopf zu spinnen.

Prana Vata gilt als das dominierende und leitende Sub-Dosha in der Vata-Gruppe und wirkt sich daher erheblich auf unsere gesamte Gesundheit aus. Wenn Prana Vata aus dem Gleichgewicht gerät, können Emotionen wie Unruhe, Angst, Unsicherheit, Unorganisiertheit, Verlorensein, Schlaflosigkeit (typisch ist hier das Aufwachen zwischen 2 und 3 Uhr morgens) die Folge sein. Die Störung kann sich auch in Albträumen und körperlichen neurologischen Problemen wie Herzklopfen, Zittern, Parkinson-Krankheit, Epilepsie und Demenz äußern. Langfristige Störungen von Prana Vata können zu Erschöpfung, chronischen Angstzuständen, Panikattacken und Depressionen führen.

Kommen wir nun zum **Sadhaka Pitta**. Dieses Sub-Dosha regelt in anatomischer Hinsicht biochemische Substanzen, einschließlich der Neurotransmitter, die für Dopamin und Serotonin verantwortlich sind. Es reguliert außerdem den Blutfluss durch das Herz und die damit verbundenen Emotionen. Sadhaka Pitta ist verantwortlich für die Homöostase (Regulierung der Körpertemperatur) und die Regulierung des Hypothalamus, der wichtige Hormone und das Nervensystem im Gehirn steuert. In den Verantwortungsbereich dieses Sub-Doshas fallen Dinge wie Intelligenz, Antrieb, Verlangen, Entschlossenheit, Diskriminierung, Zufriedenheit, Motivation, Selbstvertrauen, Gedächtnis, emotionales Gleichgewicht und sogar Spiritualität. Ein starkes Sadhaka Pitta hilft uns dabei, sowohl unsere materiellen als auch unsere spirituellen Ziele im Leben zu erreichen.

Sadhaka Pitta ist wie unser Agni – es ist ein inneres Feuer, das unsere Erfahrungen mental für uns verstoffwechselt. Menschen mit schwacher Sadhaka-Pitta-Verdauung neigen dazu, an Erinnerungen und negativen Gedanken festzuhalten. Der damit einhergehende erhöhte Stresshormonspiegel schwächt den Körper und macht im schlimmsten Fall krank. Ist Sadhaka Pitta in guter Qualität vorhanden, besteht eine klare und stabile Verbindung zwischen Herz und Kopf, die der geistigen Gesundheit förderlich ist. Mit einem guten Sadhaka Pitta fühlst du dich ausgeglichen und entspannt.

Schließlich gibt es noch **Tarpaka Kapha**. Das aus dem Sanskrit stammende Wort *tarpaka* bedeutet Zufriedenheit. Dieses Sub-Dosha verlangsamt die neuronale Aktivität und löst Entspannung, Zufriedenheit und emotionale Stabilität aus. Es schützt den Geist vor übermäßiger Hitze (Sadhaka Pitta), die durch kritisches Denken und hitzige Emotionen erzeugt wird, und vor zu viel geistiger Aktivität (Prana Vata). Meditation wirkt förderlich auf Tarpaka Kapha. Ein Übermaß dieses Sub-Doshas kann zu Lethargie, Zurückgezogenheit, Motivationsverlust oder Anhaftung führen. Gleichzeitig reagiert man zögerlich, wird faul, bewegt sich zu wenig und hängt stundenlang auf der Couch herum. Dies kann zu körperlicher und seelischer Schwere und sogar Depressionen führen.

Ein Mangel an Tarpaka Kapha kann sich hingegen in Nervosität und Schlaflosigkeit oder auch in Symptomen von überschüssigem Prana Vata äußern. Auch Phänomene wie Gedächtnisverlust, chronische Unzufriedenheit und Erkrankungen wie Multiple Sklerose und Demenz werden damit in Verbindung gebracht.

All dieses Wissen zeigt, dass Herz und Gehirn funktionell miteinander verwandt sind. Lange Zeit ist man davon ausgegangen, dass das Bewusstsein allein im Gehirn entsteht. Neuere wissenschaftliche Studien deuten darauf hin, dass Bewusstsein aus der Interaktion von Gehirn und Herz hervorgeht. Dabei hat das Herz sein eigenes unabhängiges, intrinsisches Nervensystem, das unabhängig vom Gehirn oder Nervensystem funktioniert und Informationen verarbeitet – ein komplexes System, das als »das Gehirn im Herzen« bezeichnet wird.

Die Neurowissenschaft dokumentiert drei Kommunikationsarten zwischen Herz und Gehirn sowie dem Rest des Körpers: neurologisch (durch Übertragung von Nervenimpulsen), biochemisch (durch Hormone und Neurotransmitter) und biophysikalisch (durch Druckwellen). Immer mehr wissenschaftliche Studien deuten auf eine vierte Art hin, mit der das Herz kommuniziert: energetisch. Durch dieses biologisch auf Basis elektromagnetischer Feldwechselwirkungen ablaufende Kommunikationssystem hat das Herz einen signifikanten Einfluss auf die Funktion unseres Gehirns und all unsere physischen Systeme, einschließlich unserer Gedanken. Zur Erinnerung noch einmal die Worte von Charaka: »Der Sitz des Bewusstseins ist im Herzen und Gehirn.«

Wie Charaka also vor zweitausend Jahren festgestellt und unsere moderne Wissenschaft inzwischen bestätigt hat: Das Herz sendet Informationen an unser Gehirn und umgekehrt. Wenn man das vor Augen hat, ist es leicht nachzuvollziehen, dass emotionale Ungleichgewichte von einem negativen Geist und negativen Gedanken herrühren können. Vor allem, wenn wir nicht in der Lage sind, die Ereignisse des Lebens zu verarbeiten und die damit einhergehenden Gedanken und Emotionen loszulassen.

HEILSAME GEDANKEN KULTIVIEREN MIT AYURVEDA

An dieser Stelle möchte ich dich noch einmal daran erinnern, dass im Sinne des Ayurveda alle drei Doshas absolut gleichberechtigt und auch gleichwertig sind. In Bezug auf die Gunas streben wir in Richtung Sattva, also nach Ausgleich und Ausgewogenheit entsprechend der individuellen Dosha-Konstitution. Heilsame Gedanken entstehen damit aus einem ausgeglichenen Verhältnis der Doshas.

Hier eine Übersicht, wie du deinen Gedanken eine sattvische, heilsame Qualität verleihen und deinen Geist nähren kannst (siehe letztes Kapitel: Yamas und Niyamas).

SATTVA FÜR DIE GEDANKEN

- Sei stets darum bemüht, niemandem aktiv zu schaden, sondern tue und wünsche anderen Gutes. Gute Gedanken sorgen für einen reinen Geist, deshalb vermeide jede Form von gedanklicher, emotionaler und körperlicher Gewalt.
- Sei dankbar für die Geschenke des Lebens und zufrieden mit dem, was du alles schon hast, vor allem in deinem Inneren.
- Sei aufrichtig in deinen Worten, Taten und Gedanken. Meine es ernst mit dem, was du zu anderen Menschen sagst.
- Achte auf Pflege, sowohl körperlich wie geistig. Pflege deinen Körper genauso liebevoll wie deine Gedanken.
- Achte auf innere und äußere Ordnung, im Chaos können sich keine klaren Gedanken entwickeln.
- Lebe maßvoll. Für die Ernährung nach Ayurveda sind die zusammengelegten Hände ein schönes Bild dafür, wie viel man maximal pro Mahlzeit essen sollten. Maßlosigkeit macht träge, stumpf und verhindert deine Weiterentwicklung.
- Bleib wissbegierig auf das Leben. Entwickle dich weiter und bleibe offen für neue Themen, Ansichten und Meinungen.
- Fühle die Verbundenheit mit der Natur und der Schöpfung. Mach dir immer wieder mal bewusst, dass du ein Teil dieser wunderbaren Welt bist. Damit erschließt du dir eine unerschöpfliche Quelle an Inspiration und Erkenntnis.

SADHAKA PITTA AUSGLEICHEN

Ist das Sub-Dosha Sadhaka Pitta gestört, kann dies zu einem besonders ausgeprägten Ungleichgewicht führen. Es schafft die meisten Probleme in unserer Gedanken- und Gefühlswelt. Wie bereits beschrieben, ist dieses Prinzip für das Gleichgewicht der Emotionen zuständig. Um unsere Gedanken in Einklang zu bringen, hilft es daher, gezielt dieses Sub-Dosha zu beruhigen. Hier sind ein paar wichtige praktische Tipp, wie sich Sadhaka Pitta durch die Ernährungsweise wieder beruhigen lässt:

- Bevorzuge süße Speisen, um die Emotionen auszugleichen.
- Vermeide scharfe, salzige und saure Speisen.
- Vermeide weißen Zucker, rotes Fleisch, Alkohol, Zigaretten, Koffein.
- Trinke lauwarmes Wasser, auch mit Rosensirup oder Kräutertees wie Pfefferminze und Kamille.
- Trinke Kokosmilch mit Rosenwasserzusatz.
- Überspringe keine Mahlzeiten, vor allem nicht das Frühstück.

Auch durch den entsprechenden Lebensstil lässt sich Sadhaka Pitta in Einklang bringen:

- Achte auf eine entspannte Kommunikation mit anderen.
- Verfolge Aktivitäten, die beruhigend sind.
- Nähre das emotionale Herz, zum Beispiel durch beruhigende Musik oder Literatur.
- Vermeide Überlastung, gönne dir auch im Alltag Ruhe und Spaß.
- Vermeide die pralle Sonne und das Ausgehen bei heißem Wetter.
- Genieße gemütliche Spaziergänge, vor allem am frühen Morgen oder Abend.
- Gehe vor 22 Uhr ins Bett.

- Suche ruhige, kühle Orte auf, im Wald, einen Park oder Garten.
- Vermeide emotionale Konfrontationen.
- Massiere deinen Körper vor dem Duschen mit kühlendem Kokosöl.
- Meditiere, übe Yoga und Pranayama.
- Umgebe dich mit Menschen, die ruhig und fürsorglich sind.

ROSENBLÄTTERMARMELADE FÜR DEN AUSGLEICH ZWISCHEN HERZ UND GEIST

In der ayurvedischen Medizin ist *Gulkand* (Rosenblättermarmelade) ein traditionelles Rezept mit vielen gesundheitlichen Vorteilen. Die traditionelle Marmelade aus frischen Rosenblättern und Honig ist eine köstliche süße Konfitüre, die mild mit grünem Kardamom und Zimt aromatisiert und sonnengekocht wird. Sonnengekocht heißt nichts anderes, als dass man sich die natürliche Energie der Sonne für den Transformationsprozess zunutze macht, wie bei reifem Obst.

Rose kühlt, bringt Pitta ins Gleichgewicht und verbessert die Koordination zwischen Herz und Geist. Sie schafft ein harmonisches Gleichgewicht zwischen Sadhaka Pitta und Prana Vata. Wenn sich Sadhaka Pitta in Balance befindet, verstärken sich positive Emotionen und das Gefühl von Glück und Ausgeglichenheit.

Die sonnengekochte Gulkand wird oft mit Rosenblütenmarmelade verglichen, die auf dem Markt erhältlich ist. Dabei ist sie dieser in Geschmack und Wirkung aufgrund der Zubereitungsmethode weit überlegen. Je länger sie sonnengekocht wird, desto reicher und dichter wird ihr Aroma. Auch die Nährstoffe von Rosenblüten (und auch von Honig) werden in der Sonnenkochmethode des Ayurveda konserviert, was bei einer industriell zubereiteten Mischung nicht der Fall ist.

REZEPT GULKAND

Zutaten

- 12 bis 15 essbare Rosenblüten
- 15 Kardamomkapseln
- 3 Zimtstangen
- 6 EL Kokosblütenzucker
- 750 ml Akazien- oder Waldhonig
- 1 großes Einmachglas mit Gummiverschluss

Zubereitung

Die Blüten abzupfen, nicht waschen!
Die Kardamomkapseln mörsern, die Schalen entfernen und aufheben, zum Beispiel um Kaffee oder Reis zu aromatisieren.
Eine Lage Blüten in das Glas geben, darauf einen Esslöffel Kokosblütenzucker und etwas zerstoßenen Kardamom und eine Zimtstange geben. Den Vorgang so lange wiederholen, bis alle Blüten im Glas sind. Zum Schluss den Honig darüber gießen und das Glas mindestens vier bis sechs Wochen auf der Fensterbank in die Sonne stellen.

Wir kommen, zumindest auf dem Papier, zur letzten Station unserer Reise. Die Landkarte liegt nun vor dir, der Nordstern Svastha thront darüber. Nun kannst du sie bunt ausmalen, zum Leben erwecken, sie vielleicht verschenken – du kannst bald vieles von dem, was du bisher gelernt und erfahren hast, mithilfe des folgenden Kapitels zur Anwendung bringen. Im ersten Kapitel ging es um die spirituelle Praxis und wie du sie für dich nutzen kannst. Nun weiten wir den Blick und versuchen, das Gelernte auch unseren Mitmenschen, der Natur und Umwelt zugutekommen zu lassen. Als spirituelle und vernunftbegabte Menschen wissen wir: Wir sind nicht allein auf dieser Welt und alles ist mit allem verbunden. Wie sich das auf unseren Lebensstil auswirken kann und darf, wird dir Inga im letzten Kapitel erläutern.

NACHHALTIGER LEBENSSTIL

Beim Wort »nachhaltig« könntest du dich mit Recht fragen: Was hat das denn mit Ayurveda zu tun? Unsere Antwort: so ziemlich alles. Denn der Begriff Nachhaltigkeit beinhaltet neben dem ökologischen auch einen gesellschaftlichen Aspekt. Wir denken darüber nach, wie unser Verhalten unsere Umwelt beeinflusst, wir ziehen Konsequenzen und richten unseren Lebensstil darauf aus, keinen Schaden anzurichten. Genau dies hat Patañjali in den sogenannten *Yamas* und *Niyamas* beschrieben. Sie stellen die ersten zwei Glieder des sogenannten achtgliedrigen Pfads dar, mit dem wir zur Erleuchtung gelangen. Da Erleuchtung nicht wirklich das Thema dieses Buches ist, stelle ich dir im Folgenden die ersten beiden Glieder vor, die maßgeblich zum Gelingen deines und des Lebens der Menschen um dich herum beitragen. Bei den Yamas und Niyamas handelt es sich nämlich um Empfehlungen, wie wir sowohl mit unserer Umwelt als auch mit uns selbst umgehen sollten.

In der Yoga-Philosophie wird der Plan unseres Lebens auf allen Ebenen, sozial und persönlich, als *dharma* bezeichnet. Das soziale Dharma beinhaltet die Pflicht, ein Leben zu führen, das die natürlichen Gesetze des Universums berücksichtigt. Das persönliche Dharma verlangt, dass wir unser Potenzial nicht nur zu unserem, sondern auch zum Wohle aller entfalten. Kurz: Patañjalis Empfehlungen sind zeitlos und es wird in ihnen alles gesagt, was auch schon vor 5.000 Jahren gültig war, um ein schönes, freundliches und glückliches Leben zu führen und diesen Planeten dabei nicht zugrunde zu richten.

DIE YAMAS UND NIYAMAS

Die Yamas sind die Empfehlungen, wie wir mit dem, was uns anvertraut ist, umgehen sollten, damit ein friedliches und freudvolles Miteinander möglich ist. Die fünf Prinzipien der Yamas sind:

- **Ahimsa** – Gewaltlosigkeit
- **Satya** – Wahrhaftigkeit
- **Asteya** – Nicht stehlen, Begierdelosigkeit
- **Brahmacharya** – Selbstkontrolle
- **Aparigraha** – Bescheidenheit

Die *Niyamas* hingegen sind Empfehlungen, wie wir mit uns selbst umgehen, welche Tugenden wir sozusagen pflegen sollten, damit wir auch in unserem Inneren friedvoll und glücklich sein können. Die fünf Prinzipien der Niyamas sind:

- **Saucha** – Reinheit
- **Santosha** – Zufriedenheit
- **Tapas** – Stetiges Bemühen
- **Svadhyaya** – Selbstreflexion, Erforschung des Selbst
- **Ishvara Pranidana** – Vertrauen in eine höhere Kraft

Da es in diesem Kapitel hauptsächlich um den Umgang mit den Ressourcen, die uns gegeben sind und mit den Menschen, die uns umgeben, geht, handeln wir die Niyamas relativ kurz ab. Das meiste davon haben wir in den neun vorigen Kapiteln erläutert, als es hauptsächlich um uns selbst ging: *Saucha* wird durch gesunde Ernährung und Pranayama gefördert, *Svadhyaya* und *Ishvara Pranidana* durch spirituelle Praxis. *Santosha* kann durch erfüllte Beziehungen und Tätigkeiten erreicht werden. Und ohne

Tapas kämst du bei allen Aspekten nicht weit, sondern würdest keinen einzigen in deinem Leben umsetzen.

EIN YOGISCHER LEBENSSTIL

Ein Lebensstil, der die yogische Philosophie und all die wunderbar nützlichen Aspekte, die wir dir in diesem Buch bereits vorgestellt haben, nicht in Anwendung bringt, bleibt ein Lippenbekenntnis und ist wenig konsequent. Denn das Gute, was wir für uns tun – davon geht der Yoga aus –, sollten wir für alles Leben auf diesem Planeten tun. Wir haben gelernt: Spiritualität ist auch die Auffassung, dass alles mit allem verbunden ist, dass es keinen Gedanken und keine Tat gibt, die keinen Einfluss auf das Leben hat. Logisch und yogisch betrachtet müssen wir deswegen darauf achten, wie wir uns in dieser Welt bewegen. Diese Achtsamkeit ist nicht nur wichtig, damit wir uns ganz wunderbar und weise fühlen, sondern auch damit alles und alle um uns herum im Gleichgewicht bleiben oder dorthin zurückfinden. Sonst bleibt die Spiritualität die egoistische Nabelschau eines Individuums, das stetig um sich selbst kreist, um seine Bedürfnisse und Wünsche, sein Wohlergehen und Glück – und dem die anderen egal sind.
Was empfiehlt uns nun der weise Patañjali? Am einfachsten ist es, die Yamas aus der Abstraktion zu holen, indem wir die fünf Begriffe direkt auf unser Leben anwenden, beginnend mit *Ahimsa*, der Gewaltlosigkeit.

AHIMSA:
GEWALTFREI IN WORT UND TAT

Mit Gewaltfreiheit ist sowohl das Vermeiden von körperlicher und psychischer Gewalt als auch die Gewalt durch Gedanken und ausgesprochene Worte gemeint. Dieses Yama wird als das wichtigste erachtet, da aus ihm laut Patañjali alles Übel dieser Welt entsteht. Gewaltlosigkeit, also nichts und niemanden zu verletzen, ist die Grundlage für eine gesunde Beziehung mit der Umwelt. Anderen auch nur in Gedanken Schaden zuzufügen, verzerrt und verwirrt unseren Geist und führt zu negativen Handlungen. Patañjali drückt es im Yoga Sutra so aus:

»Wer in Rede, Gedanken und Tat fest in der Gewaltlosigkeit gründet, in dessen Gegenwart lassen andere von Feindseligkeit ab.«

In diesem Sinne ist auch das Lästern über andere Personen unachtsam, da es wertet und verurteilt.
Das Konzept der Gewaltfreien Kommunikation (GFK) des US-amerikanischen Psychologen Marshall B. Rosenberg verwirklicht auf sehr pragmatische Weise die Gewaltlosigkeit der Worte (siehe Buchtipp im Anhang). Bei der GFK werden, kurz gesagt, die Bedürfnisse der kommunizierenden Partner in den Mittelpunkt gestellt und man versucht sich achtsam und wertfrei auf der Verständnisebene anstatt der argumentativen Ebene entgegenzukommen.

Ahimsa und Nachhaltigkeit

In aller Konsequenz führt Ahimsa nicht nur zu einem achtsameren, sondern auch zu einem nachhaltigeren Lebensstil: Wenn wir wissen, dass der günstige Preis von Textilien nur durch Kinderarbeit und extrem niedrige Löhne in den Herstellungsländern möglich ist, wäre es konsequenterweise Gewalt, diese Kleidungsstücke zu kaufen. Auch wenn wir niemanden direkt verletzen oder schaden, erhalten wir durch unser Konsumverhalten gewalttätige Handlungen aufrecht. Beim Einkauf von Nahrungsmitteln entscheiden wir darüber, ob Ausbeutung und Umweltzerstörung sich fortsetzen. Es gibt eine lange Liste von Lebensmitteln, die nur aufgrund ihrer profitgetriebenen Produktionsweise, wie Fleisch aus Massentierhaltung oder Schokolade aus umweltzerstörenden und ausbeutenden Plantagen, billig angeboten werden können. Ausreden zählen nicht mehr: Es gibt heutzutage genug Informationsquellen über Firmen, die wirklich nachhaltig sind oder nur »Greenwashing« betreiben, unabhängige Qualitätslabels wie Fair Trade und diverse Biosiegel sowie ein vielseitiges Angebot an Second Hand Mode on- und offline. Die Fleischdiskussion werden wir auch hier nicht eröffnen, denn sie ist schon lang und aus vielen Gründen obsolet, aber es dürfte klar sein, dass Massentierhaltung und Fleischkonsum nicht in das Konzept von Ahimsa passen.

SATYA:
WAHRHAFTIG LEBEN

Satya bedeutet Wahrheit oder Wahrhaftigkeit – die Wahrheit, die wir aussprechen, und die Wahrhaftigkeit, mit der wir kommunizieren und uns selbst gegenübertreten. Wir sollten also weder uns selbst noch andere anlügen, um Frieden zu stiften. Durch Wahrheit dir selbst gegenüber findest du heraus, wer du wirklich bist. Wenn du anderen gegenüber ehrlich bist, wissen sie, wer du bist. Dabei geht es nicht um schonungslose Offenheit, die verletzend sein kann. Auch hier gilt Gewaltlosigkeit und so ist die Art und Weise, wie du deine Wahrheit vertrittst, entscheidend.

Fake News erkennen

In Zeiten von Social Media gibt es genug Fallen der Unwahrheit: Selbstdarstellung ist wichtiger als Ehrlichkeit und falsche Ideale verführen selbst junge Menschen dazu, Rollen zu spielen, die ihnen nicht entsprechen. In diesen Zeiten ist es auch besonders wichtig, Internet-Kompetenz zu entwickeln, Recherchieren zu lernen, wenn es um Informationsquellen geht, um zu erkennen, wer mit welchem Interesse Fake News verbreitet. Die Fülle an Informationen und die Möglichkeiten, sich zu informieren, sind gewaltig. Die große Schwierigkeit besteht darin, aus der Menge die »richtigen« Informationen zu filtern. Erster Recherchetipp: Das Impressum von Websites ansehen, den Namen des oder der Verantwortlichen googeln und Querverbindungen zu anderen Medien oder Interessengruppen checken. Normalerweise ergeben sich daraus schon gewisse Schwerpunkte in der Ausrichtung, die auf bestimmte Interessensphären hinweisen. Eine deutschsprachige Zeitschrift, die zum Beispiel den Ukraine-Krieg verharmlost, während der Chefredakteur – was mühelos recherchierbar ist – vom russischen Staat für seine Tätigkeit bei der staatlichen Nachrichtenagentur bezahlt wird, hat einen eindeutigen Beigeschmack.

ASTEYA: JEDEM DAS SEINE

Asteya ist das Prinzip des Nicht-Stehlens – dabei geht es nicht nur um Gegenstände, sondern auch geistiges Eigentum, wie Ideen zu stehlen oder Urheberrechte zu ignorieren. Auch die mehr oder weniger kleinen Schummeleien des Lebens, wie die arg geschönte Steuererklärung, das Buch, das wir der Freundin absichtlich nicht zurückgeben, oder die Schulden, die wir nicht zurückzahlen, fallen darunter. Doch auch die großen Diebstähle wie die Rohstoffausbeutung durch Industrienationen in ärmeren Ländern, gigantischer Steuerbetrug wie der Cum-Ex-Skandal in Deutschland oder die raffinierten Tricks von internationalen Konzernen, sich in Staaten, in denen sie aufgrund von Umsätzen abgabepflichtig wären, um Steuerzahlungen zu drücken, gehören dazu.

Die Gier erkennen

Hinter all den Diebereien, sei es die Schummelei oder der Milliardenbetrug, steckt laut Patañjali die Anhaftung, die Gier nach immer mehr – mehr Geld, mehr Macht, mehr Ruhm. Modern gesprochen und konsequent gedacht: Wie nachhaltig sind Besitz und Reichtum, die aufgrund von Gier angesammelt werden? Was ist der wahre Preis für unseren Wohlstand? Was brauchen wir wirklich? Wie gewaltfrei ist es, Energie und Ressourcen zu verschwenden und nachfolgenden Generationen durch Umweltzerstörung ein gelungenes Leben vorzuenthalten? Mit Satya, also Wahrhaftigkeit, können wir erkennen, ob all das, was wir besitzen, wichtig ist oder einen anderen Zweck erfüllt. Vielleicht fühlen wir uns dadurch wertvoller, liebenswerter, unangreifbarer, unsterblicher oder schöner? Aber können Geld oder Besitz diese tiefen Bedürfnisse wirklich stillen? Und können sie die Welt besser machen?

Im Gegenteil: Mit dem unstillbaren Bedürfnis nach immer mehr begeben wir uns in eine Abwärtsspirale von Neid und Missgunst, von Beschaffungsstress und Konsumabhängigkeit. »The best things in life are free« sagt ein englisches Sprichwort: Die besten Dinge im Leben sind gratis. Das vergessen wir in unserem Wahn nach Besitz und Geld viel zu häufig. Ein Sonnenuntergang, das Lachen eines Kindes oder eine Liebeserklärung erreichen uns auf einer tieferen und menschlicheren Ebene als das neueste Smartphone oder das dicke Auto. Wir sollten uns nicht durch unsere Gier die Freude an den wirklich wertvollen Dingen stehlen lassen, oder?

BRAHMACHARYA: DU HAST DICH IN DER HAND

Ursprünglich ist mit *Brahmacharya* Enthaltsamkeit gemeint, aber dieser Begriff ist heute nicht mehr vermittelbar, zeitgemäß und erstrebenswert. In unsere modernen Zeiten transportiert bedeutet Brahmacharya Selbstkontrolle und Maßhalten. Wer Mäßigkeit praktiziert, dem fließen Wissen, Tatkraft, Beherztheit und Energie zu, sagt Patañjali. Übertreibung hat ihren Preis: Essen wir zu viel, fühlen wir uns schwer und träge, geben wir zu viel Geld aus, werden wir Schulden anhäufen, inszenieren wir emotionale Dramen, brennen wir innerlich aus und haben schwierige Beziehungen – die Liste könnte man ewig fortsetzen.

Achtsamkeit gegen Extreme

Dabei geht es weniger um äußere Disziplin als um Achtsamkeit. Lernen wir uns selbst in der Tiefe kennen, wissen wir besser, was uns guttut, was wir wirklich brauchen und wie viel davon. So können wir auch als Beispiel für andere vorangehen, die vielleicht noch in ihren Schleifen von Extremen, Überkonsum oder Drama stecken. Gelassenheit, Humor und Selbstbewusstsein ersetzen die Leidenschaft, die oft mit Intensität verwechselt wird. Je deutlicher wir unseren inneren Reichtum erkennen, desto weniger müssen wir im Außen für Aufregung und Übertreibung sorgen. Wir lernen zwischen den wahren Bedürfnissen, Spaß und Maßlosigkeit zu unterscheiden und übertreten damit nicht mehr die Grenzen anderer, die wir damit verletzen und/oder einschränken.

APARIGRAHA: MINIMALISMUS

Aparigraha repräsentiert ein inzwischen wieder sehr modernes Lebenskonzept: den Minimalismus. Ursprünglich bedeutet *aparigraha* »Nicht-Besitzen«, genauer, das Nichtbesitzen von Dingen. Anstatt uns für die Beherrscher der materiellen Welt zu halten, geht dieses Konzept davon aus, dass wir alle an den gleichen Ressourcen teilhaben und diese lediglich verwalten. Und dies sollten wir mit Achtsamkeit, ohne sie zu verschwenden und zu zerstören tun – das klingt exakt wie die Definition von Nachhaltigkeit, oder? Allein an diesem Konzept wird die Aktualität der Yamas klar.

Freiheit durch Nicht-Haben

Für Patañjali liegt in dem Einschränken von Besitz die größte Freiheit: Wir machen uns unabhängig von den äußeren Dingen der Welt, um die innere Welt und die Wahrheit hinter den Dingen zu erkennen und unser Bewusstsein zu klären. Vielleicht kennst du das: Wenn dein Kleiderschrank total vollgestopft ist und du einmal so richtig ausmistest, fühlt sich das ungemein

befreiend und entlastend an. Ein minimalistischer Lebensstil bedeutet nicht, dass wir nun auf alle Bequemlichkeiten und Besitztümer verzichten müssen, sondern wir erforschen haargenau, was wir wirklich brauchen und wo die wahre Schönheit und Freiheit unseres Lebens liegt. Wenn wir unsere äußere Umgebung ausmisten, klären wir unser Citta, unseren Geistsee, und wir entziehen uns darüber hinaus der wahnwitzigen Überproduktion, die unsere Konsumgesellschaft prägt. So wird das Prinzip des Nicht-Besitzens oder, noch besser, Nicht-Besitzen-Wollens, zu Nachhaltigkeit.
Zum Abschluss geben wir dir eine wunderschöne Meditation mit, in der du deine Verbundenheit und dein Wohlwollen für dich, die Menschen in deiner Umgebung und alle Lebewesen vertiefen und erspüren kannst.

NÄCHSTENLIEBE UND SELBSTLIEBE

Das Konzept der Nächstenliebe ist zwar eher christlich, aber auch Buddha hat sich schon damit beschäftigt. Er drehte das Jesus-Zitat »Liebe deinen Nächsten wie dich selbst« um und sagte sinngemäß: Liebe dich und gib deine Liebe an deine Nächsten weiter. Die Metta-Meditation ist eine der ältesten buddhistischen Meditationen und versöhnt mich immer wieder aufs Neue mit dieser Welt und ihren manchmal schwierigen Momenten und Erscheinungen. *Metta* bedeutet »liebende Güte« und weitet diese von dir auf die ganze Welt, das ganze Universum aus.

METTA-MEDITATION

Nimm deine bevorzugte Meditationshaltung ein und komme in dieser Haltung bewusst an.
Spüre die Berührungspunkte deines Körpers mit der Unterlage und das Gewicht deines Körpers auf diesen Punkten.
Nimm Kontakt mit deiner Atmung auf und beobachte wertfrei.

Lege eine Hand auf deinen Brustkorb und spüre ihre Wärme, die sich im Herzraum ausbreitet.
Du kannst, wenn es dir leichtfällt, mit der Metta dir selbst gegenüber beginnen und die folgenden Sätze denken, die du im Herzraum fühlst:
Möge ich glücklich sein.
Möge ich frei von Ärger und Sorgen sein.
Möge ich frei und in Frieden sein.
Dann stelle dir so genau wie möglich einen Menschen in deinem nahen Umfeld vor, für den du große Zuneigung empfindest.
Wenn es dir schwerfällt, mit dir selbst zu beginnen, fange Metta bei diesem Menschen an.
Denke die Sätze, oder andere, die dir mehr liegen, und spüre die Worte im Herzraum (mögest du glücklich sein …).
Weite diese Gedanken auf nahestehende Menschen in deiner Umgebung aus, Familienmitglieder, Freunde, Kollegen (möget ihr glücklich sein …).
Die höchste Stufe der Metta ist es, diese Sätze auf Personen anzuwenden, mit denen du Schwierigkeiten hast, auf die du wütend bist, die dich verletzt haben.
Lass dir Zeit damit und habe Geduld mit dir selbst. Es gibt kein Ziel, nur das Empfinden freundlicher Güte ist wichtig.
Weite diese Gedanken und Wünsche auf die Menschen in deinem Wohnort aus.
Dann auf alle Bewohner deines Bundeslandes, des Staates und schließlich auf den gesamten Kontinent.
Schließe alle lebenden Wesen ein, ob Mensch, Tier, Mikrobe oder Pflanzen.
Beende die Meditation mit einem tiefen Atemzug in dein Herz.

AUSBLICK

Du bist nun nicht in der Pflicht, alle Yamas von heute auf morgen umzusetzen – dieses Kapitel soll dir als Inspiration dienen, einzelne Schritte in

Richtung Nachhaltigkeit und somit soziales und ökologisches Bewusstsein zu unternehmen. Genauso wenig musst du alle zehn Aspekte in Windeseile in dein Leben einbauen! Vieles wird von selbst kommen, sobald du ehrlich nach innen schaust, deine Mitmenschen liebevoller wahrnimmst, deine Verbundenheit mit allen und allem integrierst. Vermutlich setzt du ohnehin schon vieles in deinem Leben um, dann ist es uns ein Anliegen, dich weiterhin darin zu bestärken, auch wenn es dir manchmal als zu wenig oder sinnlos erscheint. Die Welt braucht Menschen wie dich, die konsequent sind, stringent denken und handeln, und sich so für uns alle und die Zukunft einsetzen. Deine Handlungen und auch deine Nicht-Handlungen haben eine Auswirkung auf deine Umwelt, wenn es zum Beispiel um Konsum oder Energiever(sch)wendung geht. Lass dich nicht beirren, sondern gehe deinen Weg weiter, lebe deine Satya, umgib dich mit Menschen, die dich unterstützen und die du unterstützen kannst.

Wenn du möchtest, überlege dir, ob du ein Ehrenamt übernehmen kannst, in einem Verein oder einer Hilfsorganisation. Schau, ob es in deiner Umgebung eine Nachbarschaftshilfe gibt oder du deine Nachbarn direkt ansprechen magst, oder spende an Organisationen, die sich um das Wohl der Mitmenschen und der Umwelt kümmern (siehe Anhang). Am wichtigsten ist es der Welt, gerade wenn es schwierig sein sollte, mit Freundlichkeit zu begegnen – die Verkäuferin im Supermarkt anzulächeln oder der alten Dame in den Bus zu helfen. Es gibt so viele Möglichkeiten an jedem Tag, wie wir uns gegenseitig das Leben schöner machen können, wir müssen sie nur sehen und ergreifen.

Wir wünschen dir wunderbare Momente auf deiner Reise – in der Hoffnung, dass unser Kompass dir die Richtung weist und du deine Landkarte mit den zehn Aspekten des Ayurveda bunt und fröhlich ausmalen kannst!

Inga und Volker

GLOSSAR

Hinweis: Die Sanskritbegriffe sind in diesem Glossar ihrem Ursprung gemäß kleingeschrieben und treten im Buch ebenso wie alle anderen Fachbegriffe bei ihrer ersten Erwähnung in kursiver Schrift auf. Bei wiederholter Erwähnung sind wir zur eingedeutschten Großschreibung übergegangen, um die Lesbarkeit des Textes zu gewährleisten.
Die Begriffe aus anderen Sprachen wie Englisch, Latein oder Griechisch finden sich im Buch wie im Glossar in eingedeutschter Großschreibung, ebenso die Eigennamen.

agni	Hinduistischer Feuergott; im Ayurveda: Verdauungsfeuer
ahara	Ernährung
ahimsa	Gewaltlosigkeit
ama	wörtl.: Roh, ungekocht; im Ayurveda: Giftstoffe, Schlacken im Körper
anidra	Schlaflosigkeit
antara kumbhaka	wörtl.: Innere Atemverhaltung; im Yoga: Atempause nach der Einatmung
aparigraha	Bescheidenheit
asana	wörtl.: Sitz; Yogahaltung
ashwagandha	Schlafbeere, ayurvedisches Arzneimittel
asteya	Nicht stehlen, Begierdelosigkeit
Atreya	Philosoph und Ayurveda-Arzt, ca. 6 Jhdt. n. Chr.
ayurveda	wörtl.: Das Wissen (veda) vom Leben (ayus)
bahya kumbhaka	wörtl.: Äußere Atemverhaltung; im Yoga: Atempause nach der Ausatmung
bandha	wörtl.: Schloss, Siegel; im Yoga: Körperverschlüsse

Bhagavad Gita	Eine der zentralen heiligen Schriften des Hinduismus
brahmacharya	Selbstkontrolle
brahmari	Indische schwarze Hummel; im Yoga: Meditationsübung
brahmi	Kleines Fettblatt, ayurvedisches Arzneimittel
buddhi	Geist, Erkenntnisvermögen
Charaka	Indischer Arzt, einer der Begründer des Ayurveda, ca. 2. oder 3. Jhdt. v. Chr.
Charaka Samhita	Fundamentale Schriftensammlung des Ayurveda von Charaka
citta	Denken und Fühlen, Geist, »Geistsee« laut Patañjali
dharma	Im Yoga: Lebensplan, Ethik
dinacharya	Tagesrhythmus
doshas	wörtl.: Fehler, das, was Probleme verursachen kann; im Ayurveda: individuelle Konstitution
gulkand	Rosenblättermarmelade
gunas	wörtl.: Schnur, Faden; im Ayurveda: Eigenschaften
Hatha Yoga Pradipika	Bedeutende Yogaschrift, ca. 14. Jhdt.
Homöostase	Gleichgewichtszustand in einem dynamischen System (hier: Körpersystem)
Ikigai	Aus dem Japanischen: der Grund, morgens aufzustehen; Freude, Lebensziel
ishvara pranidana	Vertrauen in eine höhere Kraft
jagrat	Wachzustand
jatharagni	Verdauungsfeuer
Jivaka	Buddhas persönlicher Arzt
jyotisha	Vedische Astrologie
kapha	wörtl.: Phlegma, Schleim; eines der drei Doshas im Ayurveda: träge, beständig (siehe auch: doshas, pitta, vata)

karma	Handlung, Tat
kriyas	Reinigungspraktiken im Hatha Yoga
kundalini	wörtl.: Die aufgerollte Schlange; im Hinduismus: schöpferische Kraft, deren Ursprung sich am Fuß der Wirbelsäule (Wurzelchakra) befindet
marma	Energiepunkt im Körper; Druckpunkte in der ayurvedischen Massage
metta	Aus dem Pali: liebende Güte
Mindset	Aus dem Engl.: Denkweise, Werte, innere Haltung eines Menschen
mudra	wörtl.: Siegel, Stempel; Hand- und Fingerhaltungen aus dem Yoga zur Energielenkung
nadi	wörtl.: Röhre; im Ayurveda: Energiebahnen, die den menschlichen Körper durchziehen
nadi shodana	Wechselatmung zur Reinigung der Nadis
nidra	Schlaf
niyamas	Nach Patañjali: Fünf Empfehlungen im Umgang mit uns selbst (siehe auch: yamas)
ojas	wörtl.: Vitalität, Frische, Energie; im Ayurveda: gesunde Ausstrahlung, innere Widerstandskraft und Freude
ojahksaya	geschwächtes Immunsystem
Parasympathikus	Teil des vegetativen Nervensystems; steuert Organe, Blutkreislauf und Stoffwechsel, insbesondere im Ruhezustand des Nervensystems (siehe auch: Sympathikus)
Patañjali	»Vater des Yoga«, Autor des Yogasutra, einer der historischen Überlieferungen/Schriften zum Yoga
pitta	wörtl.: Galle; eines der drei Doshas im Ayurveda: feurig, aktiv (siehe auch: doshas, kapha, vata)
Polyvagal-Theorie	Neurowissenschaftliches Konzept nach Steven Porges,

das auf der Theorie des Vagusnervs als dritte Komponente des vegetativen Nervensystems basiert (siehe auch: Parasympathikus, Sympathikus)

prakriti wörtl.: Urnatur; im Ayurveda individuelle Konstitution

prana wörtl.: Lebensatem, Lebenshauch; im Ayurveda und Yoga Lebensenergie (siehe auch: pranayama)

prana vata Subdosha Vata: regelt Einatmung, Sinneseindrücke und Bewegungen des Geistes

pranayama wörtl.: Kontrolle der Lebensenergie; Atemübungen im Yoga

puraka wörtl.: Füllend, ausfüllend; im Yoga: einatmen

purusha wörtl.: Selbst, Geist, Seele; im Yoga: das reine unveränderliche Bewusstsein

ratricharya Nachtrhythmus

rajas wörtl.: Unruhe, Aktivität; eine der Eigenschaften im Ayurveda, siehe auch gunas

rechaka wörtl.: Den Brustkorb entleerend; im Yoga: Ausatmung

ritucharya wörtl.: *ritu* = Zeitraum von zwei Monaten, *charya* = umhergehen, wandern; im Ayurveda Rhythmus der Jahreszeiten

sadavritta wörtl.: Gutes Verhalten: im Ayurveda: Verhaltenskodex

sahasa wörtl.u.a.: Strafe, Übereilung, plötzlich; im Ayurveda: Stress(faktoren)

sadhaka pitta Subdosha Pitta: Wandelt Empfindungen in Gefühle um, regiert Emotionen, Ego und Ich-Gefühl

santosha Zufriedenheit

sattva wörtl.: Wesen, Charakter, Dasein; siehe auch: gunas (Eigenschaften im Ayurveda)

satya	Wahrheit, Wahrhaftigkeit; siehe auch: Yamas
saucha	Reinigung, Reinheit; siehe auch: Yamas
sneha	wörtl.: Fett, Öl, Liebe; im Ayurveda: Öl
Somatic Experiencing	Körperorientierte Therapieform zur Lösung von traumatischem Stress nach Peter Levine
Sushruta	Gilt als erster indischer Chirurg, Verfasser der Sushruta Samhita, einer der beiden bedeutenden ayurvedischen Schriftensammlungen (siehe auch Charaka Samhita)
sushumna	Wichtiger Energiekanal, Zentralkanal; siehe auch: nadis
svadhyaya	Selbsterforschung, Reflexion; siehe auch: niyamas
svapna	wörtl.: Zustand des Schlafens
svastha	wörtl.: *sva* = selbst, *tha* = stehen; im Ayurveda: inneres Gleichgewicht
Svatmarama	Autor der Hatha Yoga Pradipika (siehe dort)
Sympathikus	Teil des vegetativen Nervensystems; Gegenspieler Parasympathikus, steuert aktiven Zustand des Nervensystems (siehe auch: Parasympathikus)
tamas	wörtl.: Finsternis, Dunkel; eine der Eigenschaften im Ayurveda, siehe auch: gunas
tapas	Disziplin, Askese, stetiges Bemühen; siehe auch: niyamas
tarpaka kapha	Subdosha Kapha: regelt Entspannung und Beruhigung
turiya	wörtl.: Der Vierte; Zustand höchster Freude und Glückseligkeit
Vagus	Zehnter Hirnnerv; siehe auch: Polyvagal-Theorie
vastu/vastu shastra	wörtl.: Heim, Raum; im Ayurveda: die Lehre (shastu) vom richtigen Wohnen

vata	wörtl.: Wind; eines der drei Doshas im Ayurveda: in Bewegung, unruhig (siehe auch: doshas, kapha, pitta)
Veden	Heilige Schriftensammlung des Hinduismus
vihara	Verhalten
vikriti	wörtl.: Krankheit, Umwandlung, Abnormität; im Ayurveda: Ungleichgewicht, Abweichen von prakriti (Urnatur)
vritti	wörtl. (u. a.): Bewegung, Aktion; im Yoga: Bewegungen im Geist
yamas	Nach Patañjali: fünf Empfehlungen im Umgang mit unserer Umwelt (siehe auch: niyamas)
yoga nidra	»Schlaf der Yogis«: Entspannungsübung im Yoga
Yoga Sutra	Eine der bedeutendsten historischen Überlieferungen/Schriften zum Yoga; siehe auch: Patañjali

LITERATUR-VERZEICHNIS

EINLEITUNG

Bücher

David Frawley: Ayurveda and the Mind. Lotus Press 1996

Martin Mittwede: Ayurveda für Dummies. Wiley 2022

Martin Mittwede: Der Ayurveda. Von den Wurzeln zur Medizin heute. Haug

YouTube

HP Elmar Stapelfeld Konstitution kritisch: https://youtu.be/_J5RycqLtio

Dosha-Selbsttests im Internet:

https://ichgold.de/dosha-test/ (ausführlicher Test mit 50 Fragen von Autorin Dana Schwandt)

https://ayurveda-akademie.org/wissen/ayurveda/dosha-test (kürzerer Test der Rosenberg-Akademie mit elf Fragen)

SPIRITUELLE PRAXIS

Bücher

Judson Brewer: Raus aus der Angstspirale. Irisiana 2022

Deepak Chopra: Vollkommene Meditation. Irisiana 2021

Matthias Ennenbach: Achtsame Selbststeuerung. Windpferd 2016

Inga Heckmann: Die Sinne als Tor zur Achtsamkeit. Irisiana 2022

Jack Kornfield: Meditation für Anfänger. Arkana 2005

Osho: Ein Kurs in Meditation. Irisiana 2021
Osho: Zurück zur Quelle. Irisiana 2022

Apps für Meditation

Insight Timer
Bubble
Calm

Links

Deepak Chopra Homepage: https://deepakchoprameditation.de/
Dynamische Meditation Osho: https://www.youtube.com/watch?v=LC64XGjmLNI
MBSR Deutschland: https://www.mbsr-verband.de/

SINNSTIFTENDE TÄTIGKEITEN

Ayurveda-Verband: https://www.ayurveda-verband.eu/aerztetherapeuten/arzttherapeut-suchen/

ERFÜLLTE BEZIEHUNGEN

Buch

Jean-Pierre Crittin: Ayurvedische Psychologie – Wege zum Selbst und das Energieprinzip im Ayurveda. Windpferd 2011

ATEM

Bücher

Dr. Isa Grüber: Resilienz. Irisiana 2021
Sandra Hintringer: Vagus – unser innerer Therapeut. Irisiana 2021

Wim Hof: Die Wim-Hof-Methode. Integral 2021
Peter Levine: Sprache ohne Worte. Kösel 2011
James Nestor: Breath – Atem, Neues Wissen über die vergessene Kunst des Atmens. Piper 2021
Steven Porges: Die Polyvagal-Theorie und die Suche nach Sicherheit. G. P. Probst Verlag 2021

YouTube
Die Gunas und die Polyvagal-Theorie: https://www.youtube.com/watch?v=cytETutiUNA
Mantras: https://www.youtube.com/watch?v=OqQ_K6TQx8o;
https://www.youtube.com/watch?v=-1DPaNpiZ3A

ERNÄHRUNG

Buch
Michael Pollan: Cooked – A Natural History of Transformation. Penguin 2013

SCHLAF

Buch
Markus Schmieke: Vastu für Einsteiger – Gesund und harmonisch wohnen. Hans-Nietsch-Verlag 2003

ANGEMESSENE BEWEGUNG

Links
Yoga easy online: https://www.yogaeasy.de/

YouTube

Mady Morrison bietet auf ihrem Kanal hervorragende Yoga-Einheiten für alle Levels an: https://www.youtube.com/c/MadyMorrison

Mady Morrison – Sonnengruß nach Sivananda: https://www.youtube.com/watch?v=8jzBjFd-8YE

Yin Yoga

Mady Morrison (45 min.):
https://www.youtube.com/watch?v=sxPsEqubWds

Kürzere Yin-Einheit (34 min.) mit The Bare Female (Deutsch):
https://www.youtube.com/watch?v=vZJh1rmLGpA

Bücher

Annika Isterling: Ankommen – Deine Yogapraxis für Zuhause. Theseus 2017

Elena Brower, Erica Jago: Die Kunst der Aufmerksamkeit. Theseus 2013

Inge Schöps: Yoga – Das große Praxisbuch für Einsteiger und Fortgeschrittene. Knaur 2020

Apps

Glo – Yoga and Meditation (Engl.)

Asana Rebel – Yoga und Fitness mit personalisiertem Programm (Abo)

Insight Timer bietet ebenfalls ein umfassendes Yoga-Programm

Yoga-Festivals

Es gibt unzählige Yoga-Festivals, im deutschsprachigem Raum, in Europa und international. Am besten informierst du dich über Plattformen wie:
https://yogaworld.de/veranstaltungen/kategorie/festival/ (deutschsprachige Festivals)
https://www.evidero.de/yogafestivals-deutschland-europa (Europa)

HEILSAME GEDANKEN

Buch

Hans-Georg Häusel: Life Code – Was dich und die Welt antreibt. Haufe 2020

NACHHALTIGER LEBENSSTIL

Buch

Marshall B. Rosenberg: Gewaltfreie Kommunikation – Eine Sprache des Lebens. Junfermann 2016

Empfehlenswerte Organisationen

Flüchtlinge: UNHCR
Gerechter Finanzmarkt: Team Finanzwende
Kinderrechte: PLAN international
Medizinische Versorgung: Ärzte ohne Grenzen
Menschenrechte: Amnesty International
Nachbarschaftshilfe: Nebenan.de
Nachhaltigkeit: Greenpeace